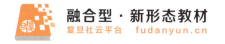

老年人生活与基础照护实务

主　编　贺丽春　李　敏　范丽红

副主编　丁　云　王慧荣　谢海艳

复旦大学出版社

本书编委（按姓氏笔画排列）

丁　云（长沙民政职业技术学院）
丁　娟（中南大学湘雅医院）
王慧荣（长沙民政职业技术学院）
邓永梅（长沙卫生职业学院）
刘菁菁（长沙卫生职业学院）
刘　婧（长沙卫生职业学院）
阮婷婷（长沙卫生职业学院）
李　敏（长沙民政职业技术学院）
肖　霞（中南大学湘雅三医院）
何比琪（长沙民政职业技术学院）
邹　琴（湖南中医药大学第一附属医院）
范丽红（长沙民政职业技术学院）
罗艳群（湖南普亲养老机构运营管理有限公司）
周　俊（长沙民政职业技术学院）
周赛威（长沙老年康复医院）
姚　楠（长沙市第二社会福利院）
贺丽春（长沙民政职业技术学院）
唐　芳（长沙卫生职业学院）
唐雅妮（长沙民政职业技术学院）
黄玲玲（上海立达学院）
蒋　玲（长沙民政职业技术学院）
曾理想（湖南普亲养老机构运营管理有限公司）
谢　隽（保险职业学院）
谢海艳（长沙民政职业技术学院）
谭美花（湖南康乃馨养老产业投资置业有限公司）

健康养老专业系列教材编委会

学术顾问 吴玉韶（复旦大学）
编委会主任 李 斌（长沙民政职业技术学院）

编 委
唐四元（中南大学湘雅护理学院）
张永彬（复旦大学出版社）
黄岩松（长沙民政职业技术学院）
范 军（上海开放大学）
田奇恒（重庆城市管理职业学院）
杨爱萍（江苏经贸职业技术学院）
朱晓卓（宁波卫生职业技术学院）
罗清平（长沙民政职业技术学院）
王 婷（北京劳动保障职业学院）
高 华（广州卫生职业技术学院）
张国芝（北京青年政治学院）
陶 娟（安徽城市管理职业学院）
李海芸（徐州幼儿师范高等专科学校）
王 芳（咸宁职业技术学院）
罗 欣（湖北幼儿师范高等专科学校）
刘书莲（洛阳职业技术学院）
张伟伟（聊城职业技术学院）
朱建宝（复旦大学出版社）

石晓燕（江苏省社会福利协会）
郭明磊（泰康医疗管理有限公司）
邱美玲（上海九如城企业（集团）有限公司）
丁 勇（上海爱照护医疗科技有限公司）
关延斌（杭州暖心窝科技发展有限公司）
刘长松（上海福爱驿站养老服务集团有限公司）
李传福（上海瑞福养老服务中心）
谭美花（湖南康乃馨养老产业投资置业有限公司）
马德林（保利嘉善银福苑颐养中心）
曾理想（湖南普亲养老机构运营管理有限公司）

编委会秘书 张彦珺（复旦大学出版社）

前言

Preface

据预测,到 2025 年,中国 65 岁及以上的老年人口将超过 2 亿人。到 2050 年,中国老年人口将接近 4 亿人。老年人群体在生活保障、养老服务和健康等方面的需求,将不断增长。面对庞大的养老服务需求,我国养老产业却存在养老服务人才不足、质量不高、服务不优的问题。因此,培养专业化的养老服务人才尤为重要。

通过对养老产业与行业发展的调研,对老龄化社会需要及市场需求的分析,我们这些来自二十几个院校、企业或医院的一线养老工作者,在全国智慧健康养老产教融合共同体的大力协助下,合作开发了这本适合健康养老专业[智慧健康养老服务与管理、老年保健与管理、智慧健康养老服务、护理学(老年护理)等]教学使用的《老年人生活与基础照护实务》教材。本教材编写的出发点是:能有效促进职业院校、养老机构之间的有效融合,实现教学和岗位需求无缝对接,提高院校学生的老年照护技能水平,推动老年照护工作的科学化、规范化,提升照护质量。

基于以上出发点,本教材采用职业教育领域中项目设计、任务驱动的理念组织内容,引入真实案例、真实情境,涵盖老年人饮食照护、排泄照护、用药照护、安全照护等八个方面,强调基本知识与技术操作相结合,体现课程思政,注重学生解决问题能力的培养。

具体而言,每个任务包括学习目标、工作任务描述、工作任务分解与实施(含基本认知与操作流程)、工作任务评价等模块。整个过程采用任务驱动方式,围绕岗位任务需求,设置真实情境,要求学习者主动参与,完成既定的工作任务,并进行评价(教材中的评价表未设置自评、互评与教师评三者的权重,教师可根据具体情况灵活设定,如设为 20%、30%、50% 等)。这样一方面能使学生在问题探究的驱动下,积极主动地应用学习资源进行自主探索和互动协作学习,丰富专业知识,提升评判性思维及解决问题能力。另一方面,可引导学生在任务探究和完成工作任务的过程中,领悟老年照护的社会价值,提升学生的职业认同感,增强其服务社会的责任感和使命感及养老、敬老、爱老的人文主义情怀。

基于以上出发点,本教材还采用了职业教育领域中"岗课赛证"融通的理念。就是将岗位、课程、竞赛、技能证书等元素进行衔接、嵌入、整合,将岗位中的职业活动与情境、典型案例等转化为教学内容,引入技能竞赛(全国职业院校职业技能大赛中健康养老照护、老年护理与保健赛项,全国民政行业职业技能大赛中养老护理员职业竞赛项目)的内容、考核标准等,融合职业技能等级证书(养老护理员职业技能证书、1+X 老年照护职业技能等级证书)标准,以适应养老产业对高素质的技术技能型人才的需求。

本教材在呈现方式上,充分发挥图表与融媒体的优势:最核心的内容即操作流程,以表格的形式呈现;操作的关键步骤,配有彩色的图解;每个操作流程,均以二维码的形式链接视频(接近 50 个),扫码即可观看操作视频。

本教材在编写过程中,参考了大量的国内外照护方面的研究资料,吸收了许多专家同仁的观点和表述,但为了行文方便,未能一一注明,书后所附参考文献只是本教材重点参考的文献。在此,特向本教材所引用和参考的已注明和未注明的教材、专著、论文、网文的作者表示诚挚的谢意。

本教材在编写过程中得到了长沙民政职业技术学院、长沙卫生职业学院、中南大学湘雅医院、湖南中医药大学第一附属医院、中南大学湘雅三医院、湖南普亲养老机构运营管理有限公司、长沙老年康复医院、上海立达学院、保险职业学院及湖南康乃馨养老产业投资置业有限公司的大力支持,各单位不但挑选高水平的业务骨干担任主编、副主编或参编,还为编写团队协调岗位的现场调研工作,并提供岗位的真实案例,使得教材更加贴近行业岗位实际工作需要。责任编辑朱建宝对书稿提出了很多具有建设性的意见,使教材品质得到了很好的保障。在此一并致以由衷的感谢。

尽管我们对本教材的编写付出了很大的努力,也经几次修改,但由于时间紧促,且编写的能力和水平有限,难免存在错误或不足之处,恳请专家、同行及使用本教材的师生提出宝贵意见,以便我们修订时完善提高。

本教材配有教学课件、任务评价考核表等资源,请读者到"复旦社云平台"下载,网址是:www.fudanyun.cn。

编　者

2024 年 5 月

目　录

Contents

前言 ... 001

工作领域一　生活照护 ... 001

项目一　饮食照护 ... 001
- 任务 1　老年人营养状况和进食能力的评估 ... 001
- 任务 2　为老年人摆放进食体位 ... 006
- 任务 3　协助卧床老年人进食进水 ... 008
- 任务 4　为老年人进行鼻饲饮食 ... 011

项目二　排泄照护 ... 015
- 任务 1　老年人排泄能力的评估 ... 015
- 任务 2　协助卧床老年人使用便器排便 ... 018
- 任务 3　为尿失禁老年人更换纸尿裤 ... 023
- 任务 4　为留置尿管老年人更换尿袋 ... 026
- 任务 5　为便秘老年人使用开塞露 ... 032
- 任务 6　为肠造瘘的老年人更换造口袋 ... 035

项目三　清洁照护 ... 040
- 任务 1　对老年人皮肤情况进行评估 ... 040
- 任务 2　为卧床老年人更换床单 ... 044
- 任务 3　协助老年人更换开襟、套头上衣和裤子 ... 048
- 任务 4　协助老年人洗浴（淋浴、盆浴、床上擦浴） ... 057
- 任务 5　为压疮老年人提供照护（Ⅰ期＋Ⅱ期＋Ⅲ期） ... 065
- 任务 6　使用棉球或棉棒擦拭清洁口腔 ... 075

项目四　睡眠照护 ... 080
- 任务 1　老年人睡眠状态及影响因素的评估 ... 080
- 任务 2　为老年人布置睡眠环境 ... 081
- 任务 3　照料睡眠障碍老年人入睡 ... 085
- 任务 4　指导老年人改变不良睡眠习惯 ... 088

工作领域二 基础照护 091

项目五 体征观测 091
- 任务1 为老年人测量体温（水银体温计+电子体温计） 091
- 任务2 为老年人测量脉搏、呼吸 097
- 任务3 为老年人测量血压 101
- 任务4 为老年人测量血糖 105

项目六 用药照护 109
- 任务1 查对并帮助老年人服用口服药 109
- 任务2 为老年人进行雾化吸入 113
- 任务3 为老年人使用滴眼剂 119
- 任务4 为老年人使用滴鼻剂 122
- 任务5 为老年人使用滴耳剂 125

项目七 安全照护 128
- 任务1 对老年人进行跌倒风险评估 128
- 任务2 对老年人进行跌倒应急宣教 136
- 任务3 为老年人扭伤及肌肉拉伤部位进行冷敷 140
- 任务4 为老年人外伤出血部位进行止血包扎 144
- 任务5 为老年人Ⅰ度烫伤进行初步处理 152
- 任务6 老年人异物卡喉急救处理 158

项目八 感染防控 164
- 任务1 配置消毒液 164
- 任务2 为老年人环境及物品进行清洁消毒 166
- 任务3 对老年人的居室进行紫外线消毒 170
- 任务4 为老年人房间进行终末消毒 173

附录1 防止老年人走失基本认知与安全管理制度 178

附录2 照护记录书写规范 180

主要参考文献 182

融媒体资源索引

- **课件**
  1,15,40,80,91,109,128,164
- **操作视频**
  5,7,10,13,17,20,24,29,33,37,42,45,49,52,55,58,60,61,68,70,73,76,78,83,86,89,93,95,98,103,107,110,114,116,119,123,126,133,137,141,148,154,161,165,167,171,175
- **考核表**
  6,8,11,14,18,22,26,31,35,40,44,48,57,65,75,79,80,81,85,88,90,97,101,105,109,113,118,121,125,128,136,140,144,151,157,163,166,170,173,177

工作领域一

生活照护

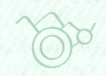

项目一　饮食照护

任务1　老年人营养状况和进食能力的评估

学习目标

知识目标：能列出老年人营养状况评估要点及注意事项；熟悉进食及营养的基本知识。

能力目标：能为老年人进行营养状况和进食能力评估；能将沟通交流、安全护理、心理护理、人文关怀、职业安全与保护、健康教育等贯穿于照护服务全过程中。

素质目标：具有爱心、细心、耐心和责任心，尊重、理解和关怀老年人。

工作任务描述

一般资料：秦爷爷，82岁，生活不能自理，长期卧床，现入住某养老机构901房6床。身高170厘米，体重68千克，中专文化，事业单位退休，丧偶，月收入4000元，子女经济上可以给予补贴。是家中老幺，年轻时父母比较偏爱他，一直在城市生活，喜欢看书、听戏曲。不喜欢吃蔬菜水果，不爱喝白开水，喜欢吃鱼虾、甜品，喝饮料。性格倔强，不善与人沟通。有两个姐姐，一个哥哥，一个儿子，一个女儿，四个孙辈，均在本市，来往较少。

既往病史：1. 高血压病史15年；2. 2型糖尿病史10年；3. 曾两次患脑卒中。

目前状况：入住机构10年，秦爷爷因多次脑卒中引起右侧肢体偏瘫，处于尿失禁状态，吞咽功能下降。近期，老人情绪波动较大，时常对照护人员发脾气，如中午12点，老人不愿意进餐。

任务要求：为老人进行营养状况和进食能力评估。请根据案例完成操作任务。要求用语言和非语言疏导不良情绪，鼓励老人进行康复活动以增强战胜疾病、提高生活质量的信心。

工作任务分解与实施

一、营养状况评估基本认知

良好的膳食营养有助于维护老年人身体功能，保持身心健康状态。营养状况通常作为评估健康状况

---

① 本教材全部课件可至"复旦社云平台"（www.fudanyun.cn）下载。

和疾病程度的标准之一,它与食物的摄入、消化、吸收和代谢等因素有关。因此,有必要全面、深入认识人的老年期的各种变化,对老年人营养状况和进食能力进行全面评估。通常根据体重、皮肤、皮下脂肪、毛发及肌肉发育情况等进行综合判断,将老年人营养状况分为良好、中等、不良三个等级。

良好:皮肤黏膜红润,皮肤有光泽、弹性良好,皮下脂肪丰满,肌肉结实,指甲、毛发有光泽,肋间隙和锁骨上窝平坦,肩胛部和髂骨部肌肉丰满。

不良:皮肤黏膜干燥、弹性降低,皮下脂肪菲薄,肌肉松弛,指甲粗糙,毛发无光泽,肋间隙和锁骨上窝凹陷,肩胛部和髂骨部棱角突出。

中等:介于两者之间。

营养状况评估也可以通过营养风险筛查(nutritional risk screening,NRS)和微型营养评价(mini-nutritional assessment,MNA)进行。营养风险筛查(NRS)是用来判断人体是否需要营养支持的筛查方法,见表1.1.1。微型营养评价(MNA)是一种专门评价老年人营养状况的方法,但其评估项目多,调查较烦琐,而微型营养评定简表(mini-nutritional assessment short-form,MNA-SF,见表1.1.2)与微型营养评价(MNA)有很好的相关性,且敏感度及特异度好,指标容易测量,可作为老年人营养不良的初筛工具。

表1.1.1 营养风险筛查量表(NRS)

序号	项目	评估内容	评分	得分
1	疾病状态	骨盆骨折或慢性病老年人合并有以下疾病:肝硬化、慢性阻塞性肺疾病、长期血液透析、糖尿病、肿瘤	1	
		腹部重大手术、脑卒中、重症肺炎、血液系统肿瘤	2	
		颅脑损伤、骨髓抑制	3	
2	营养状况	正常营养状态	0	
		3个月内体重减轻大于5%或最近1个星期进食量减少20%~50%	1	
		2个月内体重减轻大于5%或BMI为18.5~20.5或最近1个星期进食量减少50%~75%	2	
		1个月内体重减轻大于5%(或3个月内减轻大于15%)或BMI小于18.5(或血清蛋白小于35g/L)或最近1个星期进食量减少70%~100%	3	
3	年龄	年龄≥70岁	1	

注:总评分为0~7分,评分≥3分,提示有营养不良的风险,需要营养支持。

表1.1.2 老年人营养评估量表(MNA-SF)

指标	分 值			
近3个月体重丢失	>3千克	不知道	1~3千克	无体重减轻
	0分	1分	2分	3分
BMI值	<19	19~21	21~23	>23
	0分	1分	2分	3分
如无法获得BMI,可用小腿围(厘米)	<31	≥31		
	0分	3分		
近3个月有应激或急性疾病	否	是		
	0分	2分		

(续表)

指标	分值			
活动能力	只能在床或椅子上活动	能离开床或椅子,但不能外出	能外出活动	
	0分	1分	2分	
神经心理问题	严重精神紊乱或抑郁	轻、中度精神紊乱	无神经心理问题	
	0分	1分	2分	
近3个月有无食欲减退、消化不良、咀嚼吞咽困难导致食物摄入减少	严重摄入食物减少	轻、中度食物摄入减少	食物摄入无改变	
	0分	1分	2分	

备注:新入、病情变化及时进行动态评估,常规每3个月评估一次。以上总分共计14分,具体是:0~7分营养不良;8~11有营养不良风险;12~14分正常营养状况。

总分:　　　　评分人:　　　　家属签字:　　　　评估日期:

营养风险筛查(NRS)总分≥3分为存在营养风险,需进一步进行营养评估;微型营养评定简表(MNA-SF)总分≤11分为存在营养不良风险或营养不良,需结合老年人身高体重、皮褶厚度、进食情况进行进一步营养评估。

二、进食能力基本认知

进食是人体为保持体能和生命所进行的有序地摄入食物、液体和营养的过程。主要包括先行期、准备期、口腔期、咽喉期、食道期。先行期:对食物的确认到食物送入到口腔的过程。准备期:进入嘴里的食物经过咀嚼,与唾液混合成为食块。口腔期:舌头由前向后依次把食物向软腭推进,食块向口腔深部推移。咽喉期:当食物到达喉咙深部时,喉头向上前方抬起,会厌部向下盖住食道前方的气管入口,食块就进入食道。食道期:食物凭借食道的蠕动和重力作用向胃部移动的过程。进食就是由这样一系列复杂的动作组合完成的,受到老年人自身的饮食习性、爱好的影响,也受到老年人进食方式、吞咽能力的影响。

1. 吞咽障碍

吞咽障碍是由于下颌、双唇、舌、软腭、食管等器官结构和(或)功能受损,不能安全有效地将食物由口送到胃内的一种临床表现。如果老年人出现下列症状,提示有可能出现了吞咽功能障碍:(1)进食时咳嗽,饮水时出现反呛。(2)口腔中食物残留,咽喉部有异物感。(3)声音发生变化。(4)食欲低下,出现消瘦及营养不良。(5)对食物内容的嗜好发生变化。吞咽障碍可影响进食及营养吸收,老年人容易出现脱水和营养不良,还可导致食物误吸入气管引起吸入性肺炎,严重者导致食物阻塞咽喉,引起窒息。

2. 吞咽障碍发生的常见原因

老年人发生吞咽障碍的原因包括疾病所致的病理性改变和年龄增长导致的生理性改变。

病理性改变有:

(1) 口咽部疾病,如口炎、咽炎、咽后壁脓肿、咽肿瘤等。

(2) 食管疾病,如食管炎、食管瘢痕性狭窄、食管癌、贲门失弛缓症等。

(3) 神经肌肉病,如各种原因引起的球麻痹、重症肌无力、多发性肌炎等。

(4) 精神性疾病,如癔病等。

年龄的增长会影响老年人头颈部的灵活性,影响生理功能和精神功能,这些变化会导致老年人出现吞咽障碍。同时，随着老年人年龄的增长，基础疾病的发生率随之增长，吞咽障碍作为许多年龄相关性疾病的并发症，发生的风险也随之增加。

3. 吞咽功能的检查和评估

吞咽功能的检查和评估的方法有很多种，我们主要学习其中两种日常筛查的方法，这两种操作简单易行。

（1）反复唾液吞咽测试，具体是：

① 老人采取坐位，卧床老人采取放松体位，检查者将食指放在老人舌骨，中指放在老人甲状软骨，嘱老人做吞咽动作。喉结和舌骨随着吞咽动作，越过手指向上方移动，然后再复位，通过手指来确认这种上下运动，下降时为一次吞咽的完成。口腔干燥的老年人可在舌面滴几滴水诱导吞咽动作。

② 记录完成吞咽次数，评估30秒内吞咽次数及喉上抬幅度。老年患者在30秒内能达到3次及以上视为吞咽正常。一般有吞咽困难的老人，即使第一次吞咽动作能顺利完成，但接下来的吞咽动作会变得困难，或者喉头尚未充分上举就已下降。喉上抬幅度：中指能触及喉结上下移动2厘米，小于2厘米为异常。

（2）洼田饮水试验，具体是：

洼田饮水试验分级（见表1.1.3）明确清楚，要求老人神志清楚，并能够按照指令完成试验。老人取坐位，喝下30毫升温开水，观察所需时间及喝水呛咳情况。

表1.1.3　洼田饮水试验分级

分　　级	呛咳的表现
1级	能顺利地1次将水咽下
2级	分2次以上，但不呛咳地咽下
3级	能1次咽下，但有呛咳
4级	分2次以上咽下，但有呛咳
5级	频繁呛咳，不能全部咽下
吞咽功能正常：1级，5秒之内；可疑：1级，5秒以上或2级；吞咽功能异常：3～5级	

4. 吞咽障碍老年人的饮食照护要点

（1）重度吞咽功能障碍的老年人，需要通过鼻饲进食。

（2）轻、中度吞咽功能障碍的老年人进食以糊状食物为主，有利于老年人吞咽，避免呛咳。食物可加入麦片、淀粉类来勾芡，可用果冻类的食品来补充水分。

（3）进餐前做口腔操，进行脸颊部、舌部等部位活动，或发声活动。

（4）食物温度适宜，不可过烫或过冷。

（5）在进餐过程中，用言语提醒、轻触老人嘴角或出示空汤匙来提醒老年人咀嚼和吞咽，增加勺子与舌头的接触面和按压力度，刺激唾液分泌和吞咽反射。每次吞咽后要让老年人反复做几次空咽运动，确保食物全部咽下，以防误咽的发生。切忌一口还没有结束又喂下一口。

（6）观察有无误咽，当出现咳嗽、喘鸣、呼吸困难、哽噎感、颜面青紫等情况时，应立即停止进食，并应对处理。

（7）进食后要观察老年人口腔内有无食物残留，并保持体位30分钟后再平卧，以免食物反流。

（8）每天要进行口腔清洁，保持口腔舒适和洁净。

三、为老年人进行营养状况和进食能力的评估操作流程

步骤	操作流程及图解
工作准备	护理员准备：衣着整洁，用七步洗手法洗净双手。 物品准备：根据需要准备评估表。 环境准备：环境安静整洁、温湿度适宜、无异味。 老年人准备：老人状态良好，可以配合操作。
沟通解释评估	敲门问好、自我介绍、友好微笑、称呼恰当、举止得体、礼貌用语，选择合适话题，自然开启话题等。 采用有效方法核对照护对象基本信息。 通过交流和观察对老人进行综合评估： 1. 全身情况，如精神状态、饮食、二便、睡眠等。 2. 局部情况，如肌力、肢体活动度、皮肤情况等。 3. 特殊情况，针对本情境可能存在的情况。 1. 为老人介绍照护任务、任务目的、操作时间、关键步骤（介绍老年人营养评估、进食能力评估的主要内容和需要评估的环节）。 2. 安抚老人情绪，介绍需要老人注意和配合的内容。 3. 询问老人对沟通解释过程是否存在疑问，是否愿意配合。 询问老人有无其他需求，环境和体位等是否舒适，询问老人是否可以开始操作。
操作步骤	1. 填写被评估者相关信息。 2. 评估老人体重、BMI 值和皮肤、皮下脂肪、毛发及肌肉发育情况。 3. 按照老年人营养评估量表（MNA-SF）逐项对被评估者进行评估。 4. 评估老人的饮食习性：每日进餐次数、用餐时长以及摄入食物的种类、量，进食是否规律。 5. 评估老人饮食喜好：对酸甜苦辣的喜好程度，有无偏食，有无烟酒嗜好，是否进食补品及其种类和量，服用的时间。 6. 评估老人食欲：有无恶心、呕吐，有无咀嚼困难、吞咽障碍，有无进食自理能力，进食量有无增减。 7. 评估老人进食能力：是否能自行进食，有无留置鼻胃管、鼻肠管、造瘘管等。 8. 评估老人进食安全性：有无吞咽障碍、食物反流、呛咳等。

(续表)

步骤	操作流程及图解
操作步骤	9. 嘱老人取坐位,卧床老人取放松体位,检查者将食指放在老人舌骨上,中指放在老人甲状软骨上,让其快速反复吞咽,记录30秒完成的吞咽次数及喉上抬幅度。或嘱老人取坐位,喝下30毫升温开水,观察所需时间及呛咳情况。
健康教育	针对本次照护任务,在照护过程中进行注意事项的教育。
	在照护过程中结合老年人情况开展健康教育,如疾病预防和康复、健康生活方式等。
评价照护效果	询问老年人有无其他需求、是否满意(反馈),整理各项物品。
	记录:能力评估表逐项填写完整;各项能力级别评分准确;能力报告准确、完整。
	遵守感染控制和管理要求,包括废弃物处理、个人防护及手卫生等。

工作任务评价

工作任务评价的考核表扫码可查看,或至"复旦社云平台"(www.fudanyun.cn)下载。

考核表 1.1.1

任务 2　为老年人摆放进食体位

学习目标

知识目标:了解老年人进食体位概念;熟悉老年人进食体位摆放目的、种类。

能力目标:能为老年人进行进食体位摆放;能将沟通交流、安全护理、心理护理、人文关怀、职业安全与保护、健康教育等贯穿于照护服务全过程中。

素质目标:具有爱心、细心、耐心和责任心,尊重、理解和关怀老年人。

工作任务描述

一般资料:罗奶奶,70岁,身高155厘米,体重52千克,本科文化,与老伴居住某小区3栋606室。育有一儿一女,均在外地工作。退休前是某大学英文教师,退休金8000元/月,性格好强,爱唱英文歌曲和看书,喜食红烧肉。

既往病史:1.高血压、高血脂病史10年;2.一年前发生脑血栓。

目前状况:目前左侧肢体活动无力、欠灵活,右侧肢体能活动。由于外出需要老伴用轮椅协助,故较少出门。1个月前老伴身体健康状况下降,难以全力照护罗奶奶,特向社区照料中心申请居家上门照护。社区照料中心根据罗奶奶的情况为其配制营养食谱,每餐送到罗奶奶家中。

任务要求:为老人进行进食体位摆放。请根据案例完成操作任务。要求用语言和非语言疏导不良情绪,鼓励老人进行康复活动以增强战胜疾病、提高生活质量的信心。

工作任务分解与实施

一、进食体位的基本认知

1. 老年人进食体位的概念

老年人进食体位是指老年人在进餐时,根据老年人的自理能力及进食能力,采取适宜、安全的进餐姿势。

2. 老年人进食体位摆放的目的

为老年人摆放合适的进食体位,其目的是促进老年人安全进食,以增进老年人的食欲和进食量,增加营养的摄入,改善老年人身体营养状况。同时,良好的进食体位有助于避免呛咳、噎食、误吸、窒息等意外的发生,以保障老年人进食的安全性。

3. 老年人进食体位种类

老年人能完全自理或上肢功能较好时,尽量采取坐位进食体位,可采取轮椅或椅子坐位、床上坐位。因病卧床时,可采取半卧位,头偏向一侧的进食体位。避免平卧位而导致食物反流进入呼吸道引起呛咳、误吸、噎食、窒息等意外的发生。

二、为老年人摆放进食体位操作流程

操作视频

步骤	操作流程及图解
工作准备	护理员准备:衣着整洁,用七步洗手法洗净双手。 环境准备:环境安静整洁、温湿度适宜,无异味。 物品准备:根据需要准备轮椅、软枕、床具支架。 老年人准备:老人状态良好,可以配合操作。
沟通解释评估	敲门问好、自我介绍、友好微笑、称呼恰当、举止得体、礼貌用语,选择合适话题,自然开启话题等。 采用有效方法核对照护对象基本信息。 通过交流和观察对老人进行综合评估: 1. 全身情况,如精神状态、饮食、二便、睡眠等。 2. 局部情况,如肌力、肢体活动度、皮肤情况等。 3. 特殊情况,针对本情境可能存在的情况。 1. 为老人介绍照护任务、任务目的、操作时间、关键步骤(介绍为老年人摆放进食体位操作流程)。 2. 安抚老人情绪,介绍需要注意和配合的内容。 3. 询问老人对沟通解释过程是否存在疑问,是否愿意配合。 询问老人有无其他需求,环境和体位等是否舒适,询问老人是否可以开始操作。
操作步骤	根据老人自理程度及病情采取合适体位。 1. 轮椅坐位(适用于下肢功能障碍或行走无力的老年人): 轮椅与床呈30度夹角,固定轮子,抬起脚踏板。叮嘱老人将双手环抱护理员脖颈,护理员双手环抱老人的腰部或腋下,协助老人坐起。老人双腿垂于床下,双脚踏稳地面。护理员再用膝部抵住老人的膝部,挺身带动老人站立并旋转身体,使老人坐在轮椅中间,后背贴紧椅背。护理员将轮椅上的安全带系在老人腰间。

(续表)

步骤	操作流程及图解
操作步骤	2. 床上坐位(适用于下肢功能障碍或行走无力的老人)： 按上述环抱方法协助老人在床上坐起，将靠垫或软枕垫于老人后背及膝下，保证坐位稳定舒适。床上放置餐桌。
	3. 半卧位(适用于完全不能自理的老年人)： 使用可摇式床具时，将老人床头摇起，抬高至与床具水平面呈30～45度角。使用普通床具时，可使用棉被或靠垫支撑老人背部使其上身抬起。采用半卧位时，应在身体两侧及膝下垫软枕以保证体位稳定。
	4. 侧卧位(适用于完全不能自理的老年人)： 使用可摇式床具时，将老人床头摇起，抬高至与床具水平面呈30度角。护理员双手分别扶住老人的肩部和髋部，使老人面向护理员侧卧，肩背部垫软枕或楔形垫。一般宜采用右侧卧位。
健康教育	针对本次照护任务，在照护过程中进行注意事项的教育。
	在照护过程中结合老年人情况开展健康教育，如疾病预防和康复、健康生活方式等。
评价照护效果	询问老年人有无其他需求、是否满意(反馈)，整理各项物品。
	记录完整准确。
	遵守感染控制和管理要求，包括废弃物处理、个人防护及手卫生等。

📋 工作任务评价

工作任务评价的考核表扫码可查看，或至"复旦社云平台"(www.fudanyun.cn)下载。

考核表1.2.1

任务3　协助卧床老年人进食进水

📖 学习目标

知识目标：熟悉老年人饮食结构。

能力目标：能观察老年人进食中的关键点；能协助老年人安全进食、进水；能将沟通交流、安全护理、心理护理、人文关怀、职业安全与保护、健康教育等贯穿于照护服务全过程中。

素质目标：具有爱心、细心、耐心和责任心，尊重、理解和关怀老年人。

📖 工作任务描述

一般资料：李奶奶，75岁，丧偶，居住在某小区10幢1302室，现由某居家社区中心实施居家照护。李奶奶身高160厘米，体重49千克；是退休的火车服务员，中专文化；喜欢看电视，打麻将，性格开朗，喜欢交流；育有一儿一女，均在本地；饮食喜好：酱鸭、腌菜。

既往病史：1. 高血压病 15 年；2. 2 型糖尿病 8 年；3. 脑出血后半年。

目前状况：李奶奶神志清楚，交流正常，消瘦，卧床为主，可坐轮椅活动。左侧肢体功能尚可，右侧肢体活动不灵，右手常有抖动。吃饭喜欢说话聊天。血压控制良好，血糖控制不佳，拜糖平每日 3 次，每次 1 片。子女工作忙，主要由保姆和居家护理员上门照护。

任务要求：协助老人进食进水。请根据案例完成操作任务。要求用语言和非语言疏导不良情绪，鼓励老人进行康复活动以增强战胜疾病、提高生活质量的信心。

工作任务分解与实施

一、老年人饮食结构

食物和水是维持生命的物质基础，食物提供人体所需要的营养，为人体生长发育、组织修复和维持生理功能提供必需的营养素和热量。由于老年人消化器官功能的减退，对食物的消化、营养的吸收功能均减退，从食物中摄入的营养相应减少。因此，老年人膳食要注意多样化、科学化。

1. 合理控制饮食总热量

老年人的饮食营养要合理，荤素、粗细、干稀搭配，全天热量应供给约 3 000 千卡。蛋白质、脂肪、碳水化合物比例适当，三者的热量比分别是 10%～15%、20%～25%、60%～70%。老年人饮食热量供给量是否合适，可通过观察体重变化来衡量。当体重在标准值±5%内，说明热量供给合适；当体重大于标准值 10%，说明热量供给过量；当体重小于标准值 10%，说明热量供给不足。

2. 饮食结构原则

老年人的日常饮食应注意各类食物的合理搭配。膳食要注意多样化，粗细搭配，花样更新，多食杂粮、豆类、鱼类、蛋类、奶类、海产品类、蔬菜和水果等，保持营养素之间比例适宜，形成适合老年人的科学合理的饮食结构。

总之，老年人在饮食结构上强调：荤素、粗细粮、水陆物产、谷豆物搭配合理。做到"四低、一高、一适当"，即低脂肪、低胆固醇、低盐、低糖、高纤维素、适当蛋白质。

二、老年人进食的观察要点

1. 进食时间、频次和量

根据老年人生活习惯，合理安排进餐时间。一般早餐时间为上午 6—7 时，午餐时间为中午 11—12 时，晚餐时间为下午 5—7 时。老年人除了应保证一日三餐正常摄食外，为了适应其肝糖原储备减少及消化吸收能力降低等特点，可适当在晨起、餐间或睡前补充一些糕点、牛奶、饮料等。每天进食量应根据上午、下午、晚上的活动量均衡地分配到一日三餐中。主食"宜粗不宜细"：老年人每日进食谷类应在 200 克左右，并适当地增加粗粮的比例。蛋白质宜"精"：每日由蛋白质供给的热量，应占总热量的 13%～15%；可按每千克体重 1～1.5 克供给。脂肪宜"少"：老年人应将由脂肪供给的热量控制在 20%～25%。每日用烹调油 20 克左右，而且以植物油为主。但是，脂肪也不能过少，否则会影响脂溶性维生素的吸收。维生素和无机盐应"充足"：老年人要多吃新鲜瓜果，绿叶蔬菜，每天不少于 300 克，这是维生素和无机盐的主要来源。适宜的进食量有利于维持正常的代谢活动，增强机体的免疫力，提高防病抗病能力。

2. 进食、进水速度

老年人进食、进水速度宜慢，有利于消化和吸收，同时预防在进食过程中发生呛咳或噎食。

3. 进食、进水的温度

由于老年人唾液分泌减少,口腔黏膜抵抗力低,因此不宜进食过热食物和水;但也不能进食过冷食物和水,容易伤脾胃,影响食物消化、吸收,食物和水以温热不烫嘴为宜。

三、协助卧床老年人进食进水操作流程

操作视频

步骤	操作流程及图解
工作准备	护理员准备:服装整洁,用七步洗手法洗净双手。
	环境准备:环境清洁、舒适,适合进餐。
	物品准备:餐具、食物、纸巾、小餐桌。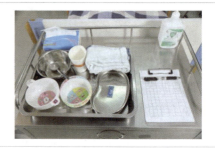
	老年人准备:老人调整合适体位,协助戴上义齿,协助服用餐前口服药物。
沟通解释评估	敲门问好、自我介绍、友好微笑、称呼恰当、举止得体、礼貌用语,选择合适话题,自然开启话题等。
	采用有效方法核对照护对象基本信息。
	通过交流和观察对老人进行综合评估: 1. 全身情况,如精神状态、饮食、二便、睡眠等。 2. 局部情况,如肌力、肢体活动度、皮肤情况等。 3. 特殊情况,针对本情境可能存在的情况。
	1. 为老人介绍照护任务、任务目的、操作时间、关键步骤(介绍老年人进食进水流程)。 2. 安抚老人情绪,介绍需要老人注意和配合的内容。 3. 询问老人对沟通解释过程是否存在疑问,是否愿意配合。
	询问老人有无其他需求,环境和体位等是否舒适,询问老人是否可以开始操作。
关键操作技能	1. 协助老人摆放合适进餐体位(轮椅坐位就餐)。
	2. 用七步洗手法洗净双手后,合理摆放食物。
	3. 为老人颌下及胸前垫好毛巾,准备进餐。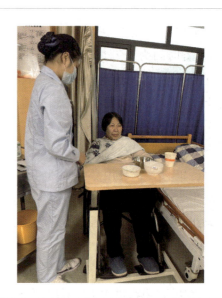

(续表)

步骤	操作流程及图解
	4. 协助老人洗手。
	5. 测试食物和水的温度。
	6. 鼓励能够自己进餐的老人自行进餐。
	7. 评估老人吞咽功能,协助老人手持水杯喝水,指导老人饮水时身体坐直或稍前倾,小口饮用避免呛咳。
	8. 将餐碗放到老人的手边,再将汤匙递到老人手中,告知食物的种类。
	9. 协助老人进餐,叮嘱老人进餐时细嚼慢咽,以免发生呛咳。
	10. 用餐结束,协助老人漱口。
	11. 擦净老人双手,将餐具收拾完毕,擦净餐桌,放回原处。
	12. 叮嘱老人保持体位30分钟,后取舒适体位。
健康教育	针对本次照护任务,在照护过程中进行注意事项的教育。
	在照护过程中结合老年人情况开展健康教育,如疾病预防和康复、健康生活方式等。
评价照护效果	询问老年人有无其他需求、是否满意(反馈),整理各项物品。
	记录完整准确。
	遵守感染控制和管理要求,包括废弃物处理、个人防护及手卫生等。

工作任务评价

工作任务评价的考核表扫码可查看,或至"复旦社云平台"(www.fudanyun.cn)下载。

考核表1.3.1

任务4 为老年人进行鼻饲饮食

学习目标

知识目标:了解鼻饲饮食的定义及常用鼻饲饮食。

能力目标:掌握确定鼻饲管在胃内的方法;能为老年人进行鼻饲饮食;能将沟通交流、安全护理、心理护理、人文关怀、职业安全与保护、健康教育等贯穿于照护服务全过程中。

素质目标:具有爱心、细心、耐心和责任心,尊重、理解和关怀老人。

工作任务描述

一般资料:沈爷爷,80岁,现入住某医养机构920房间6床。沈爷爷身高163厘米,体重61千克;中专文化,小学校长退休;性格开朗热情,喜欢指挥别人;喜欢饮茶,饮食喜好酱鸭、腌菜、饮酒;配偶同时入住疗养院,育有二儿一女,大儿子去世;有两个孙子。

既往病史：1.患有慢性阻塞性肺疾病10年余；2.高血压15年；3.脑梗死1年；4.认知功能障碍半年。

目前状况：沈爷爷神志清楚，但言语不利，血压平稳，近1周咳嗽、咳痰症状明显加重，咳白色泡沫痰，伴气短，体力活动明显受限，并逐渐加重。不思饮食，以鼻饲维持营养，从口喂水有呛咳现象。近两日无排便，感觉腹部憋胀，有气排不出。

任务要求：为老人进行鼻饲饮食。请根据案例完成操作任务。要求用语言和非语言疏导不良情绪，鼓励老人进行康复活动以增强战胜疾病、提高生活质量的信心。

工作任务分解与实施

一、鼻饲概述

1. 定义

鼻饲是指鼻饲饮食经过导管或硅胶管由鼻孔进入胃内，或经食管、胃、空肠瘘管口进入消化道内，分次灌入或持续滴入的进食方式。

2. 目的

鼻饲的主要目的是为不能经口进食的老年人从胃管等注入流质食物，保证老年人摄入足够的营养、水分和药物，以维持生命。

3. 适用证

根据老年人身体状况以及老年疾病的特点，可给予以下状况的老年人提供鼻饲照料：

（1）意识障碍、痴呆不能由口进食的老年人。

（2）因脑血管意外导致经口进食有困难的老年人，或进食后出现严重呛咳的老年人。

（3）其他原因引起进食困难，导致严重营养不良，水、电解质紊乱，酸碱平衡失调的老年人。

4. 鼻饲饮食的种类、成分及特点

根据老年人的消化能力、身体需要，鼻饲饮食种类可分为混合奶、匀浆混合奶和要素饮食三类。(1)混合奶是用于鼻饲的流质食物，适用于身体虚弱、消化功能差的鼻饲老年人。其成分有：牛奶、豆浆、鸡蛋、藕粉、米粉、豆粉、浓肉汤、鸡汤、奶粉、麦乳精、新鲜果汁、菜汁（如青菜汁、西红柿汁）等。主要特点：营养丰富，易消化、吸收。(2)匀浆混合奶适用于消化功能好的鼻饲老年人。匀浆混合奶是将混合食物（类似正常膳食内容）用电动搅拌机进行搅拌、打碎成均匀的混合浆液。其主要成分有：牛奶、豆浆、豆腐、煮鸡蛋、瘦肉末、熟肝、煮蔬菜、煮水果、烂饭、稠粥、去皮馒头、植物油、白糖和盐等。主要特点：营养平衡，富含膳食纤维，口感好、易消化、配置方便。(3)要素饮食是一种简练精制食物，含有人体所需的易于消化吸收的营养成分，适用于患有非感染性严重腹泻、消化吸收不良、慢性消耗性疾病的老年人。其主要成分包含：游离氨基酸、单糖、主要脂肪酸、维生素、无机盐类和微量元素等。主要特点：无须经过消化过程即可直接被肠道吸收和利用，为人体提供热量及营养。

二、鼻饲用物

1. 鼻饲管

鼻饲管是通过鼻腔插入到胃内，为不能经口摄取食物的老年人补充营养用的鼻饲用具。鼻饲管由聚氯乙烯（PVC）材料或医用硅胶制成，由导管和带帽接头组成。成人鼻饲管长度分为100厘米、120厘米两种，在鼻饲管上标有刻度。鼻饲管插入的长度一般为鼻尖至耳垂至剑突的距离，为45～55厘米。

2. 灌注器

灌注器是用来将鼻饲饮食灌注到鼻饲管内的工具。进行操作时，应将灌注器的前端乳头插入鼻饲管的末端,使其连接紧密。

三、判断鼻饲管在胃内的方法

进食前,为确保老年人进食安全,首先要判定鼻饲管是否在胃内。其方法有三种,可任选其一进行判断。

(1)用注射器连接鼻饲管末端,进行抽吸,有胃液或胃内容物被抽出。此方法为最常用的判断方法。(2)用注射器连接鼻饲管末端,从鼻饲管注入10~20毫升空气,同时在胃区用听诊器听气过水声。(3)将鼻饲管末端放入水杯内,应无气泡逸出。如有大量气泡逸出,表明误入气管。

四、为老年人进行鼻饲饮食操作流程

步骤	操作流程及图解
工作准备	护理员准备:服装整洁,洗净双手。
	环境准备:环境清洁、舒适,适合进餐。
	物品准备:灌注器、毛巾、温水100毫升。 根据饮食单准备鼻饲饮食,核对床号、姓名、鼻饲饮食种类及量。
	老年人准备:老人平卧在床,鼻饲管无滑脱。
沟通解释评估	敲门问好、自我介绍、友好微笑、称呼恰当、举止得体、礼貌用语,选择合适话题,自然开启话题等。
	采用有效方法核对照护对象基本信息。
	通过交流和观察对老人进行综合评估: 1. 全身情况,如精神状态、饮食、二便、睡眠等。 2. 局部情况,如肌力、肢体活动度、皮肤情况等。 3. 特殊情况,针对本情境可能存在的情况。
	1. 为老人介绍照护任务、任务目的、操作时间、关键步骤(介绍鼻饲饮食的操作流程)。 2. 安抚老人情绪,介绍需要老人注意和配合的内容。 3. 询问老人对沟通解释过程是否存在疑问,是否愿意配合。
	询问老人有无其他需求,环境和体位等是否舒适,询问老人是否可以开始操作。
关键操作步骤	1. 协助老人摆放合适进餐体位(半坐卧位)。

（续表）

步骤	操作流程及图解
	2. 护理员用七步洗手法洗净双手。
	3. 为老人颌下及胸前垫好毛巾。
	4. 检查鼻饲管长度、粘贴情况，检查鼻饲管是否在胃内。
	5. 测试鼻饲食物和水的温度。
	6. 使用灌注器抽取20毫升温开水进行灌注，确定胃管通畅。
	7. 抽吸鼻饲饮食（每次50毫升/管）缓慢推注，速度10~13毫升/分钟，灌注后立即盖好胃管盖帽，再次抽吸鼻饲饮食，同法至鼻饲饮食全部推注完毕。
	8. 使用灌注器抽取30~50毫升温水缓慢注入，冲净鼻饲管内壁食物残渣。
	9. 每次鼻饲量不超过200毫升，推注时间15~20分钟为宜，两次鼻饲间隔时间不少于2小时。
	10. 叮嘱老人保持体位30分钟后卧床休息。
健康教育	针对本次照护任务，在照护过程中进行注意事项的教育。
	在照护过程中结合老年人情况开展健康教育，如疾病预防和康复、健康生活方式等。
评价照护效果	询问老年人有无其他需求、是否满意（反馈），整理各项物品。
	记录完整准确。
	遵守感染控制和管理要求，包括废弃物处理、个人防护及手卫生等。

工作任务评价

工作任务评价的考核表扫码可查看，或至"复旦社云平台"（www.fudanyun.cn）下载。

考核表 1.4.1

项目二 排泄照护

任务1 老年人排泄能力的评估

学习目标

知识目标：掌握老年人排泄能力评估要点及注意事项；熟悉老年人排泄基本知识。

能力目标：能为老年人进行排泄能力评估；能将沟通交流、安全护理、心理护理、人文关怀、职业安全与保护、健康教育等贯穿于照护服务全过程中。

素质目标：具有爱心、细心、耐心和责任心，尊重、理解和关怀老年人。

工作任务描述

一般资料：罗奶奶，76岁，小学文化，退休工人，丧偶。因家庭照护困难，现入住康养医养中心501房间6床。身高153厘米，体重70千克；爱好唱歌、看电视；喜欢吃红烧肉、鸡肉，少食蔬菜；性格开朗，热情幽默；育有三个儿子、三个女儿，均在外地。

既往病史：1. 糖尿病10年；2. 高血压10年；3. 脑梗死1年。

目前状况：罗奶奶发生脑梗死恢复后，左侧肢体活动欠灵活，右侧肢体活动自如，经常在去厕所的途中憋不住尿湿裤子。因此闷闷不乐，觉得自己老了，没用，不愿和别人说话。一天早上，她自行去厕所途中因有尿液流出，感觉十分沮丧，不愿搭理护理员。

任务要求：为老人进行排泄能力评估。请根据案例完成操作任务。要求用语言和非语言疏导不良情绪，鼓励老人进行康复活动以增强战胜疾病、提高生活质量的信心。

工作任务分解与实施

一、排泄能力评估基本认知

排泄是指机体将所产生的不能再利用的（尿素、尿酸、二氧化碳、氨等）、过剩的（水和无机盐类）以及进入人体的各种异物（药物等）排出体外的过程。它是维持生命活动平衡的重要过程，也是身体健康的重要指标之一。人体只有通过排泄才能将机体新陈代谢的产物及废物排出体外，维持身体内环境的协调平衡。因自理能力下降、机体功能减弱或疾病等原因均可导致老年人排泄功能障碍。需根据老年人身体状况，对老年人进行排泄能力的全面评估，指导和协助老年人进行排泄，促进老年人舒适。

1. 老年人胃肠活动特点及排泄功能

胃具有储存食物，使之形成食糜的作用。食物入胃后开始蠕动，使食物与胃液充分混合，同时不断搅拌和粉碎食物，将食糜推向十二指肠。在消化过程中，排空的速度与食物成分和形状有关。一般而言，流食比固体食物排空快；颗粒小的食物比大块食物排空快；糖类排空最快，蛋白质其次，脂类食物最慢。混合食物由胃完全排空一般需4～6小时。

排泄途径有皮肤、呼吸道、消化道及泌尿道，而消化道和泌尿道是最主要的排泄途径，即排便和排尿。

排便是反射动作,当粪便充满直肠刺激肠壁感受器,冲动传入初级排便中枢,同时上传至大脑皮层而产生便意。如环境许可,大脑皮层即发出冲动使排便中枢兴奋增强,产生排便反射,使乙状结肠和直肠收缩,肛门括约肌舒张,同时还须有意识地先深吸气,声门关闭,增加胸腔压力,膈肌下降、腹肌收缩,增加腹内压力,促进粪便排出体外。排尿是尿液在肾脏生成后经输尿管而暂储于膀胱中,储存到一定量后,一次性通过尿道排出体外的过程。排尿是受中枢神经系统控制的复杂反射活动。

2. 老年人排泄异常的评估

(1) 排便异常,主要有下面几种情况。

① 便秘:便秘指正常的排便形态改变,排便次数减少,每周少于 2 次。排便困难,粪便过干过硬。触诊腹部较硬实且紧张,有时可触及包块,肛诊可触及粪块。

② 粪便嵌顿:老年人有排便冲动,腹部胀痛,直肠肛门疼痛,肛门处有少量液化的粪便渗出,但不能排出粪便。

③ 腹泻:腹痛、肠痉挛、疲乏、恶心、呕吐、肠鸣、有急于排便的需要和难以控制的感觉。粪便松散或呈液体样。

④ 排便失禁:老年人不自主地排出粪便。

⑤ 肠胀气:老年人表现为腹部膨隆、叩诊呈鼓音、腹胀、痉挛性疼痛、呃逆、肛门排气过多。当肠胀气压迫膈肌和胸腔时,可出现气急和呼吸困难。

(2) 排尿异常,主要有下面几种情况。

① 尿失禁:膀胱括约肌丧失排尿控制能力,使尿液不自主地流出。

② 尿潴留:膀胱内潴留大量的尿液不能自主排出。表现为下腹胀满,排尿困难,耻骨上膨隆,扪及囊性包块,叩诊为浊音。

二、评估要点

排泄能力的评估要点主要从大便控制、小便控制及如厕能力几方面进行,参考 Barthel 指数评定量表中的评定指标,得分越低表示排泄能力越差。

1. 大便控制

(1) 大便控制。指一周内老年人有自主意识可控制排便、无排泄障碍。见表 2.1.1。

表 2.1.1 大便控制评分细则

评估项目名称	评 分 细 则
大便控制	评估准则:是否需要他人帮助 ① 10 分,可控制大便 ② 5 分,偶尔失控(每周小于或等于 1 次),或需要他人提示 ③ 0 分,完全失控

(2) 注意事项。排泄障碍(一周内情况):直接在裤子里排便,随地大便,大便失禁,摆弄大便或把大便抹到衣服、被褥、墙壁等地方。

(3) 评定。是否需要他人帮助。

10 分:不需要任何帮助可自己控制大便,无排泄障碍的。

5 分:①偶尔失控(每周小于 1 次),或需要他人提示;②由于腹压或去厕所途中失禁,有控制意识,但每周小于或等于 1 次。

0 分:完全失控,经常失禁、人工取便、肢体功能不好需辅助穿脱、擦拭清洁的,有排便障碍的。

2. 小便控制

(1) 小便控制。老年人有自主意识可控制排尿,无排泄障碍。见表2.1.2。

表2.1.2 小便控制评分细则

评估项目名称	评 分 细 则
小便控制	评估准则:是否需要他人帮助 ① 10分,可控制小便 ② 5分,偶尔失控(每天小于或等于1次,但每周大于1次),或需要他人提示 ③ 0分,完全失控,或留置导尿管

(2) 注意事项。排泄障碍(指4小时内小便情况):直接在裤子里排尿,随地小便,尿失禁。

(3) 评定。是否需要他人帮助。

10分:不需要任何帮助或提醒,可自己控制小便。

5分:①偶尔失控,或需要他人提示或帮助;②由于腹压或去厕所途中失禁(每天小于1次,但每周大于或等于1次)。

0分:完全失控,或留置导尿管。①经常尿失禁,穿纸尿裤的;②依赖辅具、器具或完全需要他人帮助的;③有排尿障碍的。

注:大小便因药物作用导致的失禁写在特殊事件中。

3. 如厕能力

(1) 如厕。"上厕所"的意思,也叫"解手",即在厕所内大小便(与厕所种类无关)。

(2) 注意事项。①包括去厕所、解开衣裤、擦净、整理衣裤、冲马桶;②特殊时期的全辅助除外。

(3) 评定。是否需要他人帮助,是否有自主冲水、清洁便器等事后清理能力。

10分:可自己独立完成以下所有动作。①穿脱裤子;②能使用手纸;③能自行排便;④便后能自行清洁处理。

5分:需部分帮助(需他人搀扶去厕所、需他人帮忙冲水或者整理衣裤等)。①需他人的支持,穿脱裤子,便后处理均需要辅助;②排便刺激需辅助,或需要有人监督、提醒的;③常常弄翻排便容器。

0分:需要极大帮助或完全依赖他人。

三、为老年人进行排泄能力的评估操作流程

步骤	操作流程及图解
工作准备	护理员准备:衣着整洁,用七步洗手法洗净双手。 环境准备:环境安静整洁、温湿度适宜,无异味。 物品准备:根据需要准备评估表。 老年人准备:老人平卧或坐于床。

操作视频

(续表)

步骤	操作流程及图解
沟通解释评估	敲门问好、自我介绍、友好微笑、称呼恰当、举止得体、礼貌用语,选择合适话题,自然开启话题等。
	采用有效方法核对照护对象基本信息。
	通过交流和观察对老人进行综合评估: 1. 全身情况,如精神状态、饮食、二便、睡眠等。 2. 局部情况,如肌力、肢体活动度、皮肤情况等。 3. 特殊情况,针对本情境可能存在的情况。
	1. 为老人介绍照护任务、任务目的、操作时间、关键步骤(介绍老年人排泄能力评估的主要内容和需要评估的环节)。 2. 安抚老人情绪,介绍需要老人注意和配合的内容。 3. 询问老人对沟通解释过程是否存在疑问,是否愿意配合。
	询问老人有无其他需求,环境和体位等是否舒适,询问老人是否可以开始操作。
操作步骤	1. 填写被评估者相关信息。
	2. 评估老人大便控制情况:一周内能否自主控制排便、有无排便障碍;有无人工肛门;大便次数;形状;有无特殊情况,有无腹痛腹胀,排便是否需要他人协助。
	3. 评估老人小便控制情况:一周内能否自主控制排尿、有无排尿障碍;是否插导尿管或穿纸尿裤;排尿次数,尿液颜色,有无特殊气味,排尿时有无腹痛,排尿是否需要他人协助。
	4. 评估老人如厕能力情况:能否独立完成去厕所、解开衣裤、擦净、整理衣裤、冲厕所的过程。
健康教育	针对本次照护任务,在照护过程中进行注意事项的教育。
	在照护过程中结合老年人情况开展健康教育,如疾病预防和康复、健康生活方式等。
评价照护效果	询问老年人有无其他需求、是否满意(反馈),整理各项物品。
	记录完整准确。
	遵守感染控制和管理要求,包括废弃物处理、个人防护及手卫生等。

工作任务评价

工作任务评价的考核表扫码可查看,或至"复旦社云平台"(www.fudanyun.cn)下载。

考核表 2.1.1

任务 2　协助卧床老年人使用便器排便

学习目标

知识目标:熟悉协助床上排便的操作要点及注意事项;熟悉排便的基本知识。

能力目标:能协助卧床老年人正确使用便器;能将沟通交流、安全护理、心理护理、人文关怀、职业安全与保护、健康教育等贯穿于照护服务全过程中。

素质目标：具有爱心、细心、耐心和责任心，尊重、理解和关怀老人。

工作任务描述

一般资料：周爷爷，77岁，与老伴居住在某小区3栋409房。身高177厘米；体重70千克；初中文凭，退休前是水瓶厂师傅，退休金4 000元/月；爱打麻将，喜欢追剧，喜辣，待人和善；育有一女，在外地工作，女儿为保险行业人员，工作较忙碌。

既往病史：1. 不完全性肠梗阻；2. 肝细胞癌3级；3. 病毒性肝炎；4. 胆道切开取石术后。

目前状况：周爷爷平时与老伴居住，老伴75岁，一般情况可应付。周爷爷患病以来身体虚弱无力，卧床为主，翻身下床活动均需老伴帮助，能正常沟通交流，大小便规律正常，每日晨排便一次。近期老伴身体不适，照顾周爷爷深感困难，女儿为周爷爷预约社区居家养老中心照护员每日上门服务。早上8:00，照护员开始上门服务。

任务要求：协助卧床老人周爷爷使用便器排便。要求用语言和非语言疏导不良情绪，鼓励老人进行康复活动以增强战胜疾病、提高生活质量的信心。

工作任务分解与实施

一、协助卧床老年人使用便器排便基本认知

1. 排便概述

从大肠排出废物的过程称为排便。排便活动受大脑皮层控制，意识可以促进或抑制排便，个体经过排便训练后可以自主地控制排便。生理、心理、社会文化、饮食与活动、病理等因素均可以影响排便。因衰弱或疾病因素导致老年人不能下床排便时，护理员可使用便器协助老年人排便，促进老年人舒适。

2. 排便的评估

排便次数：一般成人1～3次/天，每天排便超过3次或每周排便小于3次，则为排便异常。

排便量：正常人排便约100～300克/日，进食精细食物者粪便量少，进食粗粮者粪便量较多，肠梗阻、腹泻等疾病也会导致粪便量的改变。

颜色与形状：正常粪便柔软、成形，呈黄褐色或棕黄色。食用大量绿叶青菜可见暗绿色便；柏油样便见于上消化道出血；暗红色便见于下消化道出血；白陶土色便见于胆道完全阻塞；白色米泔样便见于霍乱、副霍乱；果酱样便见于肠套叠、阿米巴痢疾；粪便表面有鲜红色血液见于痔疮或肛裂或直肠息肉。

3. 气味

正常时，粪便有一定的臭味，是因细菌分解食物产生吲哚、粪臭素、硫化氢等引起。粪便呈酸臭味见于消化不良；恶臭味见于肠癌；腥臭味见于上消化道出血、阿米巴痢疾等。

4. 便器的种类

（1）大便器：有不锈钢、搪瓷、塑料等材质，目前使用较多的是塑料便携式便器。

（2）小便器：包括男式尿壶、女式尿壶，目前以塑料材质多见。

二、协助卧床老年人使用便器排便操作流程

操作视频

步骤	操作流程及图解
工作准备	护理员准备：1. 衣着整洁、修剪指甲；2. 用七步洗手法洗净双手，戴口罩。
	环境准备： 1. 环境安静整洁，温湿度适宜。 2. 关闭门窗，必要时用屏风遮挡。 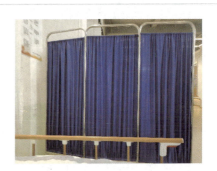
	物品准备： 1. 治疗车、治疗盘、便盆、卫生纸、一次性护理垫、屏风或床帘、手消剂、手套、A4纸、笔。 2. 检查无菌物品在有效期内，物品备齐。 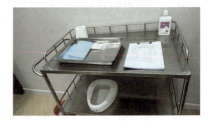
	老年人准备：老人情绪稳定，配合操作。
沟通解释评估	携用物前往老人房间，问好、自我介绍、友好微笑、称呼恰当、举止得体、礼貌用语，选择合适话题，自然开启话题等。
	采用有效方法核对照护对象基本信息。
	对老人进行综合评估： 1. 全身情况，如精神状态、睡眠状态、二便情况等。 2. 局部情况，如肢体活动度、肌力、皮肤情况等。
	1. 为老人介绍照护任务、任务目的、操作时间、关键步骤。 2. 安抚老人情绪，介绍需要老人注意和配合的内容。 3. 询问老人对沟通解释过程是否存在疑问，是否愿意配合。
	询问老人有无其他需求，环境和体位等是否舒适，询问老人是否可以开始操作。
关键操作技能	1. 携用物到床旁，再次核对老人信息。 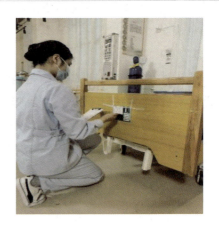

(续表)

步骤	操作流程及图解
	2. 协助老人平卧,掀开被服放于护理员对侧;垫一次性护理垫于老人臀下。
	3. 协助老人脱裤子至膝下,告知老人屈曲双腿。
	4. 放置便盆:一手托起老人臀部20～30厘米,另一手将便盆放置老人臀下(小口端朝脚)。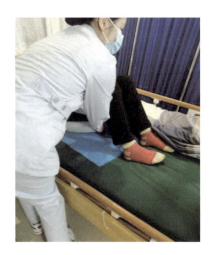
	5. 活动无力或腰部活动受限者,腰部不能抬起的老人,应先协助老人取侧卧位,腰部放软枕,将便盆扣于臀部,再协助老人平卧,调整便盆位置。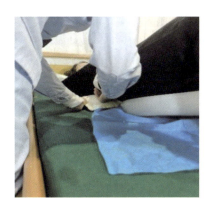
	6. 对女性老人,为防止尿液飞溅,在阴阜部盖上卫生纸。男性放上尿壶,膝盖并拢,盖上毛巾被。
	7. 取便器:嘱老人双腿用力,将臀部抬起,一手抬起老人腰骶部,一手取出便盆;臀部不能抬起的老人,可一手扶住便盆,一手帮老人侧卧,取出便盆。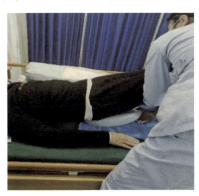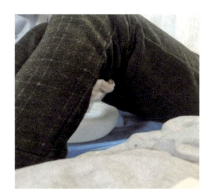

(续表)

步骤	操作流程及图解
	8. 为老人擦净肛门（将卫生纸在手上绕3层左右，把手绕至臀部后，从前至后擦肛门，污物较多者反复擦2～3次）。
	9. 护理员洗手、开窗通风，协助老人洗手；倾倒污秽，清洗便器。
健康教育	针对本次照护任务，在照护过程中需进行注意事项的教育： 1. 排便时注意为老年人保暖，注意保护其隐私。 2. 使用前检查便盆完整性，预防老年人皮肤受损。 3. 注意观察排便的性质、量，发现异常通知医护人员并按需要及时记录。 在照护过程中结合老年人情况开展健康教育，如疾病预防和康复、健康生活方式等。要求如下： 1. 主题和数量合适。 2. 表达方式突出重点，逻辑清晰。 3. 结合主题提出措施或建议，每个主题不少于3条。 4. 语言简单易懂，适合老年人的理解能力。 5. 结合老年人的具体情况（如职业、性格、爱好、家庭等）。
评价照护效果	询问老年人有无其他需求，是否满意（反馈），整理各项物品。 记录排便的次数、量、颜色和老年人反应。 遵守感染控制和管理要求，包括废弃物处理、个人防护及手卫生等。

工作任务评价

工作任务评价的考核表扫码可查看，或至"复旦社云平台"（www.fudanyun.cn）下载。

考核表 2.2.1

任务 3　为尿失禁老年人更换纸尿裤

学习目标

知识目标：熟悉尿失禁的基本知识；熟悉协助老年人更换纸尿裤的操作要点及注意事项。

能力目标：能协助卧床老年人正确更换纸尿裤；能将沟通交流、安全护理、心理护理、人文关怀、职业安全与保护、健康教育等贯穿于照护服务全过程中。

素质目标：具有爱心、细心、耐心和责任心，尊重、理解和关怀老年人。

工作任务描述

一般资料：钟奶奶，86岁，因家庭照护困难，现入住某康养机构认知症照护区516房35床。她身高是160厘米，体重50千克，高中文凭，事业单位退休，退休金5 500元/月。老人性格乐观开朗，喜欢唱歌、参加手工活动。育有一子一女，子女每周都会抽时间来看望老人。

既往病史：1. 高血压；2. 脑梗死；3. 冠心病；4. 阿尔茨海默症。

目前状况：钟奶奶入住康养机构8个月，双下肢乏力，使用助行器辅助行走。老人记忆力减退，思维能力下降，语言能力受损。老人非常爱干净，近日出现小便失禁，导致衣裤和床单潮湿且异味重。为提高老人生活品质，特采用穿戴纸尿裤为老人进行照护。

任务要求：为钟奶奶更换纸尿裤。要求用语言和非语言疏导不良情绪，鼓励老人进行康复活动以增强战胜疾病、提高生活质量的信心。

工作任务分解与实施

一、协助卧床老年人更换纸尿裤的基本认知

1. 尿失禁概述

尿失禁是指老年人的膀胱括约肌不受意识控制，而不由自主地排出尿液的现象。老年人尿失禁的临床分类，见表2.3.1。

表2.3.1　尿失禁的临床分类

分类	原　因	表　现
充溢性尿失禁	良性前列腺增生、尿道结石、尿道狭窄等	膀胱内压力高于尿道压力时，尿液滴出
无阻力性尿失禁	尿道阻力丧失，膀胱无法储尿	站立时，尿液从尿道流出
反射性尿失禁	上运动神经元病变	不自主间歇性排尿，排尿时没有感觉
急迫性尿失禁	大脑皮质对脊髓排尿中枢的抑制减弱；急性膀胱炎、尿道口梗阻等	尿频、尿急
压力性尿失禁	腹压增高	随咳嗽、跑步时尿液自尿道流出

2. 老年人尿失禁的照料

（1）评估尿失禁的原因，观察尿液颜色、性质、量，准确记录。

（2）加强巡视，观察老年人的表情、言语及动作，进行沟通交流，了解是否有尿意、便意。

（3）帮助老年人建立良好的排泄习惯。

（4）正确使用一次性尿布、一次性尿裤。一次性尿布：包括纸尿垫及尿片，适用于卧床的尿失禁老年人；一次性尿裤：包括粘贴式纸尿裤及拉拉裤，也适用于卧床的尿失禁老年人。

3. 老年人尿失禁的健康指导

（1）日间协助老年人补足水分：病情允许时，摄水量1500～1700毫升/日，睡前尽量不喝水。

（2）进行膀胱功能训练：建立规律的排尿习惯，促进排尿功能恢复。

（3）定期进行盆底肌功能训练：根据老年人情况，指导其进行盆底肌功能训练，体位可以为立位、坐位或站位，排尿中有意识地中断排尿收紧盆底肌肉，10秒后慢慢放松，每次10组，每日5～10次，以不感疲劳为宜。

（4）加强心理指导：减少因尿失禁而造成的不良心理影响，如尴尬、抑郁、焦虑等。

二、为尿失禁老年人更换纸尿裤操作流程

操作视频

步骤	操作流程及图解
工作准备	护理员准备：1. 衣着整洁；2. 用七步洗手法洗净双手，戴口罩。
	环境准备： 1. 环境安静整洁，温湿度适宜。 2. 关闭门窗，用屏风遮挡。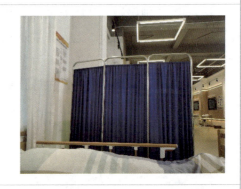
	物品准备： 1. 治疗车、治疗盘、一次性护理垫、屏风或床帘、一次性纸尿裤、卫生纸、水盆、毛巾、温热水、手消剂、手套、A4纸、笔。 2. 检查、确认无菌物品在有效期内，物品备齐。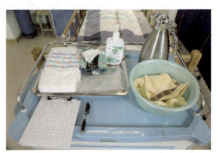
	老年人准备：老人卧床，配合操作。
沟通解释评估	接到老人呼叫，携用物赶往老人房间，问好、自我介绍、友好微笑、称呼恰当、举止得体、礼貌用语，选择合适话题，自然开启话题等。
	采用有效方法核对照护对象基本信息。
	对老人进行综合评估： 1. 全身情况，如精神状态、睡眠状态、饮食状态等。 2. 局部情况，如皮肤情况、肌力、肢体活动度、皮肤情况等。

（续表）

步骤	操作流程及图解
	1. 为老人介绍照护任务、任务目的、操作时间、关键步骤等。 2. 安抚老人情绪，介绍需要老人注意和配合的内容。 3. 询问老人对沟通解释过程是否存在疑问，是否愿意配合。
	询问老人有无其他需求，环境和体位等是否舒适，询问老人是否可以开始操作。
关键操作技能	1. 携用物至床旁，水盆放在床旁椅上，倾倒适量温水。 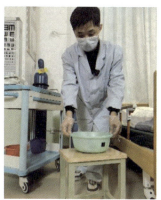 2. 协助老人脱下裤子，取平卧位，解开纸尿裤前面粘扣，打开纸尿裤观察尿失禁情况，由前至后卷好尿裤，垫在臀下。 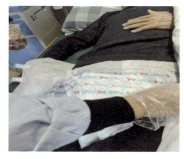 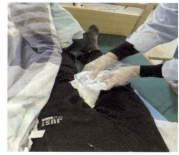 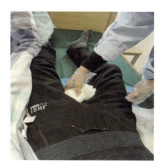 3. 观察会阴部皮肤，用温水擦拭会阴部。
	4. 协助老人近侧侧卧，将纸尿裤向内对折塞于臀下。
	5. 观察臀部皮肤并用温水擦拭臀部。
	6. 打开清洁纸尿裤，辨别前后片，纵向折叠并置于老人臀下。 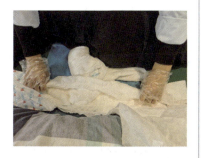
	7. 协助老人向对侧翻身，撤下已污染的纸尿裤，放于污物桶内。
	8. 用温水毛巾擦拭对侧皮肤，拉开清洁纸尿裤。
	9. 协助老人平卧，从两腿间向前向上穿好纸尿裤。
	10. 整理大腿内侧边缘，粘贴好两侧粘扣。

(续表)

步骤	操作流程及图解
健康教育	针对本次照护任务,在照护过程中进行注意事项的教育: 1. 操作时根据老年人情况选择合适的纸尿裤。 2. 观察老年人会阴部及臀部皮肤情况,防止发生失禁性皮炎。 3. 纸尿裤粘贴应松紧适宜,避免影响血液循环及松脱。 4. 整理好大腿内外侧边缘,保持严密,防止侧漏。
	在照护过程中结合老年人情况开展健康教育,如疾病预防和康复、健康生活方式等。要求如下: 1. 主题和数量合适。 2. 表达方式突出重点,逻辑清晰。 3. 结合主题提出措施或建议,每个主题不少于3条。 4. 语言简单易懂,适合老年人的理解能力。 5. 结合老年人的具体情况(如职业、性格、爱好、家庭等)。
评价照护效果	询问老年人有无其他需求、是否满意(反馈),整理各项物品。
	记录会阴部及臀部皮肤情况、排泄物情况和老年人反应等。
	遵守感染控制和管理要求,包括废弃物处理、个人防护及手卫生等。

工作任务评价

工作任务评价的考核表扫码可查看,或至"复旦社云平台"(www.fudanyun.cn)下载。

考核表2.3.1

任务4 为留置尿管老年人更换尿袋

学习目标

知识目标:熟悉留置导尿的基本知识;掌握更换尿袋的操作要点及注意事项。

能力目标:能协助卧床老年人正确更换尿袋,有预防感染的意识;能将沟通交流、安全护理、心理护理、人文关怀、职业安全与保护、健康教育等贯穿于照护服务全过程中。

素质目标:具有爱心、细心、耐心和责任心,尊重、理解和关怀老年人。

工作任务描述

一般资料:王爷爷,78岁,因家庭照护困难,现入住某康养机构认知症照护区519房42床。他的身高是172厘米,体重68千克,初中文化,事业单位退休,退休金4 000元/月。老人性格乐观开朗,喜欢唱歌,喜欢吃甜食,食欲可。育有一女,女儿每周都会前来看望。

既往病史:1.高血压;2.脑梗死。

目前状况:王爷爷入住康养机构2月余,右侧肢体偏瘫,无力,不能自行行走,平时以轮椅活动为主,排斥行走锻炼。1个月前开始出现尿频尿急、排尿不畅,严重影响生活质量,遵医嘱予以留置导尿,现导尿管通畅,且固定在位。

任务要求:为王爷爷更换尿袋。要求用语言和非语言疏导不良情绪,鼓励老人进行康复活动以增强战胜疾病、提高生活质量的信心。

工作任务分解与实施

一、为留置尿管老年人更换尿袋基本认知

1. 排尿概述

(1)定义。排尿是指人体将体内多余的水分和代谢废物,通过尿道排出体外的生理行为。

(2)排尿的生理。肾脏连续不断地生成尿液,膀胱则是间歇性地进行排尿。当尿液在膀胱内储存并达到一定量时,便引起反射性的排尿,此时尿液经尿道排出体外。

排尿活动受大脑皮层控制。当膀胱内尿量达400～500毫升时,膀胱壁上的牵张感受器受压力刺激而兴奋,冲动沿盆神经传入脊髓骶段排尿反射初级中枢;冲动同时到达脑干和大脑皮层排尿反射高级中枢,产生尿意。

2. 排尿的评估

(1)次数。成人一般白天排尿3～5次,夜间0～1次。

(2)尿量。尿量是反映肾脏功能的重要指标之一,尿量和排尿次数受多重因素影响。正常时尿量约200～400毫升/次,24小时尿量约1 000～2 000毫升,平均1 500毫升左右。

(3)尿液的性状。①颜色:因尿液中含尿胆原和尿色素,正常新鲜尿液呈淡黄色或深黄色。尿液浓缩时,尿量少、色深。尿的颜色也受某些药物、食物的影响。如服用利福平后尿液呈橘红色、进食大量胡萝卜后尿液呈深黄色。患病时,尿液颜色会发生变化。血尿:新鲜尿离心后,尿沉渣每高倍镜视野红细胞大于或等于3个,称为血尿,分为镜下血尿和肉眼血尿。血红蛋白尿:尿液中含有血红蛋白。尿液呈酱油样色、浓茶色。胆红素尿:尿液中含有胆红素。一般尿液呈深黄色或黄褐色。乳糜尿:尿液中含有淋巴液,排出乳白色的尿液。②透明度。正常新鲜尿液清澈透明。③气味。正常尿液气味来自尿内的挥发性酸。尿液久置后尿素分解产生氨,会有氨臭味。泌尿道感染时新鲜尿液会散发氨臭味。糖尿病酮症酸中毒时,尿液为烂苹果气味。

(4)影响排尿因素。①疾病因素:神经系统损伤及病变导致排尿反射的神经传导和排尿的意识控制发生障碍,出现尿失禁;老年男性发生良性前列腺增生压迫尿道,可导致排尿困难;肾脏的病变会出现少尿或无尿;泌尿系统结石、肿瘤、尿道狭窄可导致尿潴留。②治疗及检查:某些诊断性检查前要求病人禁食禁水,使尿量减少;使用甘露醇、速尿等药物时,尿量增加。③液体和饮食:摄入咖啡、茶、酒类饮料,因会发生渗透性利尿作用而至尿量增加;食用西瓜、白萝卜等含水量较多的水果、蔬菜后,尿量增多;摄入含盐较高的食物或饮料后会导致水钠潴留,尿量减少。④心理因素:当个体处于过度焦虑、紧张的情形时,会出现尿频、尿急或尿潴留;心理暗示也会影响排尿,任何视觉、听觉或其他身体感觉的刺激,均可诱发排尿,如听见流水声容易使人产生尿意。⑤环境因素:当人处于较为缺乏隐私保护的环境时,会影响正常排

尿。⑥个人习惯：如晨起排尿，晚上就寝前必须排空膀胱等。⑦气候因素：夏季人体大量出汗，导致尿量减少；冬季人体外周血管收缩，循环血量增加，体内水分相对增加，导致尿量增加。⑧其他因素：如老年人因膀胱肌肉张力减弱，出现尿频。

3. 异常排尿的评估

(1) 多尿：指24小时尿量超过2500毫升。

(2) 少尿：指24小时尿量少于400毫升或每小时尿量少于17毫升。

(3) 无尿：指24小时尿量少于100毫升或12小时内无尿液产生。

(4) 膀胱刺激征：尿频、尿急、尿痛三种症状同时出现，称为膀胱刺激征。常见于膀胱及尿道感染、机械性刺激。

(5) 尿潴留：指尿液大量存留在膀胱内而不能自主排出。产生尿潴留的常见原因有以下两种。

机械性梗阻，如前列腺增生、膀胱结石、子宫肌瘤、炎症或损伤后的尿道狭窄、尿道结石等导致膀胱颈梗阻和尿道梗阻。

动力性梗阻，如神经系统病变，抗抑郁药、抗组胺药和阿片制剂等药物因素及精神紧张、不习惯排尿环境或接尿方式等。

4. 排尿异常的照护

(1) 尿潴留老年人的照护：①为其提供隐蔽的排尿环境；②调整合适的体位与排尿姿势；③按摩、热敷放松肌肉促进排尿；④用水声或温水冲洗会阴部诱导排尿；⑤安慰老年人，消除其紧张焦虑心理，促进排尿；⑥必要时可建议老年人去医院进行导尿。

(2) 尿失禁老年人的照护：①指导使用一次性尿垫或纸尿裤，保持会阴部皮肤清洁干燥；②正确使用接尿装置引流尿液；③帮助老年人重新建立正常的排尿功能；④对长期尿失禁的老年人可行导尿术并留置导尿；⑤尊重理解老年人，缓解其羞愧心理。

5. 留置导尿管术

(1) 定义及目的。留置导尿术是在导尿后，将导尿管保留在膀胱内引流尿液的方法。可为长期尿失禁老年人引流尿液，保持会阴部的清洁干燥并能定期进行膀胱功能训练。

(2) 留置导尿老年人的照护，具体如下。

① 防止泌尿系统逆行感染：

为老年人每天进行1~2次的会阴冲洗以保持尿道口清洁。告知老年人排便后及时清洗肛门及会阴部皮肤。

定期更换尿袋。更换尿袋1~2次/周，夏季时更换次数适当增多，出现尿液性状、颜色改变时，应及时更换。及时排空尿袋并密切观察尿液性质，记录尿量。

定期更换尿管。根据尿管的材质决定尿管的更换频率，一般1~4周更换一次。应到正规医院更换尿管。

② 留置尿管期间，应鼓励老年人每日饮水2000毫升左右，达到冲洗尿道的目的。

③ 采用间歇性夹管方式训练老年人膀胱反射功能。导尿期间应常规夹闭尿管，每3~4小时开放一次，促进膀胱功能的恢复。

④ 多与老年人沟通，重视老年人的倾诉，告知家属等正确观察尿液性质，发现尿液出现混浊、沉淀、结晶时，应带老年人去医院处理。

二、为留置尿管老年人更换尿袋操作流程

步骤	操作流程及图解
工作准备	护理员准备： 1. 衣着整洁。 2. 用七步洗手法洗净双手，戴口罩。 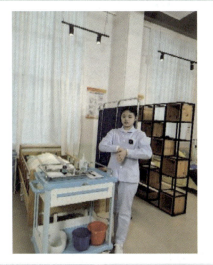 环境准备： 1. 环境安静整洁。 2. 温湿度适宜，必要时用屏风遮挡。 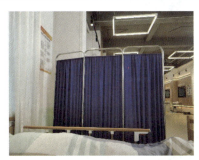 物品准备： 1. 碘伏、棉签、一次性治疗巾或尿垫、无菌尿袋、止血钳、便盆、快速免洗手消毒剂、手套、A4纸、笔。 2. 检查、确认无菌物品在有效期内，物品备齐。 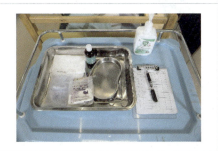 老年人准备：老人情绪稳定，配合操作。
沟通解释评估	携用物赶往老人房间，问好、自我介绍、友好微笑、称呼恰当、举止得体、礼貌用语，选择合适话题，自然开启话题等。 采用有效方法核对照护对象基本信息。 对老人进行综合评估： 1. 全身情况，如精神状态、饮食情况、睡眠情况等。 2. 局部情况，如肌力、肢体活动度、管道通畅情况、皮肤情况等。 为老人介绍照护任务、任务目的、操作时间、关键步骤。 安抚老人情绪，介绍需要老人注意和配合的内容。 询问老人对沟通解释过程是否存在疑问，是否愿意配合。 询问老人有无其他需求，环境和体位等是否舒适，询问老人是否可以开始操作。 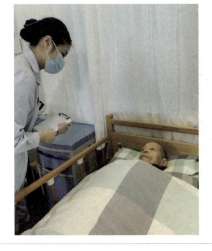

（续表）

步骤	操作流程及图解
关键操作技能	1. 再次核对老人信息，关闭门窗，需要时用屏风遮挡。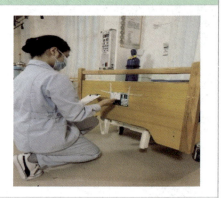
	2. 协助老人处于舒适卧位。
	3. 戴手套，取便盆放于地上，放出尿液，脱手套。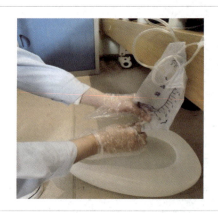
	4. 掀开被服，暴露尿袋与尿管连接处，铺治疗巾于床上，放置清洁无菌的尿袋。
	5. 放置弯盘，钳夹导尿管，分开导尿管与尿袋。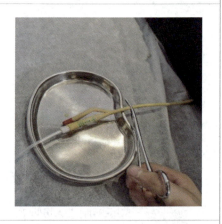
	6. 分离尿管及尿袋，污染尿袋放入污物桶内。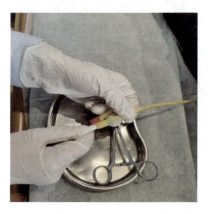

（续表）

步骤	操作流程及图解
	7. 消毒尿管口及其周围。
	8. 更换无菌尿袋。
	9. 观察是否通畅。
	10. 整理老人衣裤及床单。
健康教育	针对本次照护任务，在照护过程中进行注意事项的教育： 1. 每日定时更换尿袋并倾倒引流液。 2. 观察尿量时视线应与刻度线平齐。 3. 操作时，动作轻柔，将尿袋插入导尿管时，手避免触及尿管末端及其周围。 4. 脱手套时避免污染其他物品。 在照护过程中结合老年人情况开展健康教育，如疾病预防和康复、健康生活方式等。要求如下： 1. 主题和数量合适。 2. 表达方式突出重点，逻辑清晰。 3. 结合主题提出措施或建议，每个主题不少于3条。 4. 语言简单易懂，适合老年人的理解能力。 5. 结合老年人的具体情况（如职业、性格、爱好、家庭等）。
评价照护效果	询问老年人有无其他需求、是否满意（反馈），整理各项物品。 记录更换时间、尿液颜色、性质和量以及老年人的反应。 遵守感染控制和管理要求，包括废弃物处理、个人防护及手卫生等。

🏥 工作任务评价

工作任务评价的考核表扫码可查看，或至"复旦社云平台"（www.fudanyun.cn）下载。

考核表 2.4.1

任务 5　为便秘老年人使用开塞露

学习目标

知识目标:熟悉便秘的基本知识;掌握协助老年人使用开塞露的操作要点及注意事项。

能力目标:能为便秘老年人正确使用开塞露;能将沟通交流、安全护理、心理护理、人文关怀、职业安全与保护、健康教育等贯穿于照护服务全过程中。

素质目标:具有爱心、细心、耐心和责任心,尊重、理解和关怀老年人。

工作任务描述

一般资料:卢奶奶,88岁,因家庭照护困难,现入住某康养机构认知症照护区 520 房 45 床。她的身高是 162 厘米,体重 52 千克,大专文凭,医院退休,退休金 8 000 元/月。老人性格乐观开朗,爱吃零食,爱喝牛奶,喜欢聊天。育有四女,每周均会前来看望。

既往病史:1. 高血压;2. 糖尿病;3. 冠心病;4. 脑梗死;5. 认知功能障碍。

目前状况:卢奶奶入住康养机构 2 年半,左侧肢体偏瘫,无力,不能行走,平时以轮椅活动为主。老人近三天出现大便秘结,导致排便困难,排便时间延长,并伴有腹胀腹痛,时轻时重,老人目前情绪较为躁动。

任务要求:为卢奶奶使用开塞露。要求用语言和非语言疏导不良情绪,鼓励老人进行康复活动以增强战胜疾病、提高生活质量的信心。

工作任务分解与实施

一、便秘的基本认知

1. 便秘概述

便秘是指排便困难、排便次数减少(小于 3 次/周)且粪便干硬,便后无舒畅感。便秘为老年人的常见症状之一,约有三分之一的老年人会出现不同程度的便秘,严重影响生活质量及情绪。

2. 便秘的表现

(1) 排便次数减少:为主要表现,老年人的排便次数小于 2 次/周,严重者 2～4 周才排便 1 次。

(2) 排便困难:为突出表现,排便时间大于 30 分钟,或每日排便多次,但排出困难,粪便硬结,如羊粪状,且量少。

(3) 其他:食欲差、腹胀、排便前腹痛等。

3. 便秘的解除方法

在医护人员的指导下服用通便药物,如番泻叶泡水,但不宜长期服用。除了口服通便药物外,还有这几种便秘的解除方法:腹部按摩法;开塞露通便法(最常用);甘油通便法;肥皂通便法。

4. 开塞露的作用机理及适应证

开塞露有甘油制剂和甘露醇、硫酸镁复方制剂两种成分不同的制剂,但两者的作用机理基本相同,即利用高浓度甘油或山梨醇,通过高渗性作用软化粪便、刺激肠壁,反射性引起排便反应;因具有润滑作用,粪便易于排出。常用于老年体弱便秘者的治疗。

5. 开塞露的使用方法及用量

选择适宜的时机,一般为老年人出现便意却不能顺利排便时使用效果好。首先打开或剪开开塞露盖帽,挤出少许药液,润滑开塞露细管部分及肛周。往上掰开臀部后将开塞露细管端全部插入肛门内,将开塞露球部药液全部挤入直肠,保留药液在肠道内停留10分钟左右。成人1支/次。

二、为便秘老年人使用开塞露操作流程

操作视频

步骤	操作流程及图解
工作准备	护理员准备: 1. 衣着整洁。 2. 用七步洗手法洗净双手,戴口罩。
	环境准备: 1. 环境安静整洁。 2. 温湿度适宜,有屏风遮挡。
	物品准备: 1. 治疗车、治疗盘、绷带、纱布块、三角巾、胶布、剪刀、碘酒、棉签、记录单、笔、免洗洗手液、口罩、棉垫。 2. 检查无菌物品在有效期内,物品备齐。
	老年人准备:老人情绪稳定,配合操作。
沟通解释评估	携用物赶往老人房间,问好、自我介绍、友好微笑、称呼恰当、举止得体、礼貌用语,选择合适话题,自然开启话题等。
	采用有效方法核对照护对象基本信息。
	对老人进行综合评估: 1. 全身情况,如精神状态、睡眠状态、二便情况等。 2. 局部情况,如肢体活动度、肌力、皮肤情况等。
	1. 为老人介绍照护任务、任务目的、操作时间、关键步骤等。 2. 安抚老人情绪,介绍需要老人注意和配合的内容。 3. 询问老人对沟通解释过程是否存在疑问,是否愿意配合。
	询问老人有无其他需求,环境和体位等是否舒适,询问老人是否可以开始操作。

(续表)

步骤	操作流程及图解
关键操作技能	1. 摆放体位： （1）协助老人将裤子脱至膝部。 （2）取左侧屈膝卧位，臀部靠近床边。 （3）臀下垫一次性尿垫。 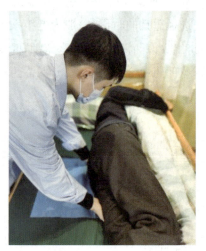 2. 注入开塞露： （1）护理员戴手套，剪开开塞露开口处，挤出少量药液润滑开塞露颈部。 （2）左手分开老人臀部，暴露肛门；右手持开塞露球部，挤少量药液润滑开肛门。 （3）嘱老人深呼吸，将开塞露颈部沿直肠壁插入肛门内，挤压开塞露球部，将药液一次性挤入直肠内。 （4）右手退出开塞露空壳放入污物桶内，左手取卫生纸按压肛门5分钟。 3. 排便： （1）嘱老人保持左侧卧位10分钟后进行排便。密切观察老人用药后的反应。 （2）老人主诉有便意，指导其深呼吸、提肛，转移注意力。 （3）协助老人排便。 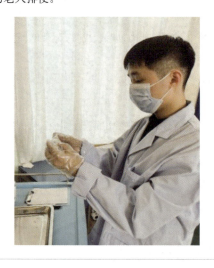 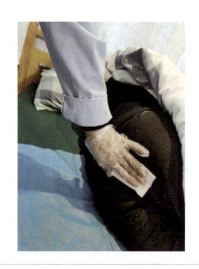 4. 整理： （1）撤去一次性护理垫，整理床单。 （2）开窗通风。
健康教育	针对本次照护任务，在照护过程中进行注意事项的教育： 1. 使用开塞露前，检查前端必须圆润光滑，避免损伤肛门组织。 2. 患有痔疮的老年人使用开塞露时，操作更加轻缓并充分润滑。 3. 对本品过敏者禁用，过敏体质者慎用。 4. 开塞露不可长期使用，避免形成耐受而失去作用。

(续表)

步骤	操作流程及图解
健康教育	在照护过程中结合老年人情况开展健康教育,如疾病预防和康复、健康生活方式等。要求如下: 1. 主题和数量合适。 2. 表达方式突出重点,逻辑清晰。 3. 结合主题提出措施或建议,每个主题不少于3条。 4. 语言简单易懂,适合老年人的理解能力。 5. 结合老年人的具体情况(如职业、性格、爱好、家庭等)。
评价照护效果	询问老年人有无其他需求、是否满意(反馈),整理各项物品。
	记录开塞露使用时间、用量、排便情况和老年人反应。
	遵守感染控制和管理要求,包括废弃物处理、个人防护及手卫生等。

工作任务评价

工作任务评价的考核表扫码可查看,或至"复旦社云平台"(www.fudanyun.cn)下载。

考核表 2.5.1

任务6 为肠造瘘的老年人更换造口袋

学习目标

知识目标:熟悉肠造瘘的基本知识;掌握为肠造瘘老年人更换造口袋的操作要点及注意事项。

能力目标:能为肠造瘘老年人正确更换造口袋;能将沟通交流、安全护理、心理护理、人文关怀、职业安全与保护、健康教育等贯穿于照护服务全过程中。

素质目标:具有爱心、细心、耐心和责任心,尊重、理解和关怀老年人。

工作任务描述

一般资料:周爷爷,89岁,因家庭照护困难,现入住某康养机构养老护理区203房6床。身高165厘米,体重55千克,小学文凭,无退休金。家中老伴去世后独自居住,一年前发现横结肠腺癌,行横结肠切除造瘘术,术后未行放化疗。老人喜爱肉食,不吃青菜、水果,平时喜欢看花鼓戏,打扑克牌。育有一子一女,均在外地,且工作繁忙。

既往病史:1. 心衰,房颤,心功能3级;2. 白内障;3. 双下肢动脉硬化症;4. 腔隙性脑梗;5. 横结肠腺癌。

目前状况:周爷爷已入住康养机构1年,使用拐杖协助行走,性格内向,担心造口袋气味影响他人而不愿出门活动,同时担心自己的身体会拖累子女,不愿意进一步治疗。近半年来造口周围出现肿块,体位变化时疼痛,有拳头大小,质硬,局部无红肿。上午9点钟,造口袋内排泄物量已充满2/3造口袋。

任务要求:为周爷爷进行造口袋更换。要求用语言和非语言疏导不良情绪,鼓励老人进行康复活动以增强战胜疾病、提高生活质量的信心。

工作任务分解与实施

一、肠造瘘基本认知

1. 肠造瘘概述

肠造瘘并非是一种疾病，它是通过手术将病变的肠段切除，将一段肠段拉出翻转缝在腹壁上的一种治疗方法，是用于排放粪便的一个通道。正常肠造瘘口呈红色（见图2.6.1），没有控制功能，老年人必须依靠造口袋贴在造口上来收集粪便，以达到肠道减压、减轻梗阻、保护远端肠管的作用。

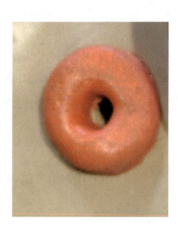

图2.6.1　正常造口颜色

2. 肠造瘘口分类

根据老年人疾病及手术方式不同，肠造瘘口分为以下几种。

（1）临时性造口：暂时通过造口将肠内容物排出体外。

（2）永久性造口：见于直肠以及全段或部分结肠切除术，造口将替代肠道排放肠内容物。

（3）按肠造瘘术式分为：单腔式造口、双腔式造口、袢式造口。

3. 造口袋分类

造口袋一般分为一件式、两件式。一件式造口袋操作简单，易于掌握，一般为一次性使用，花费较大；两件式造口袋分为底盘和袋子。底盘按造口大小修剪后可固定在肠造瘘口上，排便后造口袋可从底盘上取下清洗，有利于去除异味及保护造瘘口周围皮肤，可多次使用。见图2.6.2和图2.6.3。

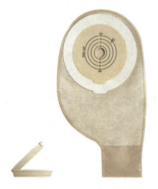
图2.6.2　一件式造口袋

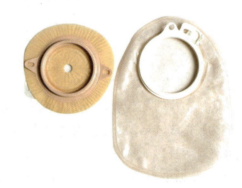
图2.6.3　两件式造口袋

4. 常用的造口护理用品

（1）造口底盘：其作用是支撑、保护。保护皮肤免受摩擦，减低感染风险。

（2）造口袋：其作用是收集粪便，保持造口周围皮肤干燥。

（3）造口粉：其作用是吸收造口周围过多的液体，减少造口内容物对皮肤的刺激。

（4）造口皮肤保护剂：其作用是保护皮肤、防止感染、保持湿润、预防感染、促进愈合等。

（5）造口防漏膏：其作用是填补造口周围皮肤凹凸不平处，防止排泄物渗入造口袋底盘下，延长造口袋的使用寿命。

5. 肠造瘘老年人的护理

（1）观察：密切观察造口颜色、高度及周围皮肤情况，定期扩开造口防止狭窄发生。

（2）加强皮肤护理：保持肠造瘘口周围皮肤清洁、干燥，排便后指导或协助老年人用温水清洗肠造瘘口周围皮肤，用棉球由内向外清洁并擦干。

（3）及时倾倒造口袋内粪便，注意观察造口袋内排泄物的颜色、性质和量。

（4）根据老年人的造瘘口情况、个人喜好、经济状况选择适宜的造口袋。

（5）鼓励老年人少食多餐。适量进食粗纤维食物避免发生腹泻。避免进食刺激性、易产气、不易消化及易产生异味的食物，如豆类、番薯、洋葱、蛋类、鱼类、芹菜等。

（6）指导老年人养成定时排便的习惯，避免进食易导致便秘的食物，如煎炸食物等。

（7）指导沐浴：使用一件式造口袋的老年人沐浴时应先在造口袋上覆盖清洁食品袋或保鲜袋，再在外周封上一圈防水胶布；使用两件式造口袋的老年人，只需在底盘与皮肤接触处封上一圈防水胶布即可。

（8）适量运动：指导老年人不参加剧烈的活动，避免重体力活动，以免形成肠造瘘口旁疝或肠造瘘口脱垂。

（9）提高自我照护能力：对有能力的老年人，告知其肠造口袋更换方法，做到自我照护，提升其自尊感。

（10）做好心理护理：关心鼓励老年人，促使老年人重新恢复社交活动。

二、为肠造瘘的老年人更换造口袋操作流程

步骤	操作流程及图解
工作准备	护理员准备：1. 衣着整洁；2. 用七步洗手法洗净双手，戴口罩。
	环境准备： 1. 环境安静整洁。 2. 温湿度适宜，有屏风遮挡。
	物品准备： 1. 毛巾（2块）、脸盆、温热水、黏胶祛除喷剂、纸巾、棉签、两件式造口袋、造口卡尺、弯剪、造口护肤粉、弹力胶贴、造口腰带、可塑贴环或防漏膏、消剂、A4纸、笔等。 2. 检查、确认无菌物品在有效期内，物品备齐。
	老年人准备：老人情绪稳定，配合操作。
沟通解释评估	携用物赶往老人房间，问好、自我介绍、友好微笑、称呼恰当、举止得体、礼貌用语，选择合适话题，自然开启话题等。
	采用有效方法核对照护对象基本信息。
	对老人进行综合评估： 1. 全身情况，如精神状态、睡眠状态、饮食情况等。 2. 局部情况，如肌力、肢体活动度、造口情况、皮肤情况等。

（续表）

步骤	操作流程及图解	
	1. 为老人介绍照护任务、任务目的、操作时间、关键步骤。 2. 安抚老人情绪，介绍需要老人注意和配合的内容。 3. 询问老人对沟通解释过程是否存在疑问，是否愿意配合。	
	询问老人有无其他需求，环境和体位等是否舒适，询问老人是否可以开始操作。	
关键操作技能	1. 备齐用物携至床边，再次核对。 2. 协助老人取合适卧位，必要时使用屏风遮挡，注意保暖。 3. 戴手套，铺一次性治疗巾于老人臀下，喷黏胶去除剂，由上向下撕离已用的造口袋，观察内容物，并放入医用垃圾袋内。	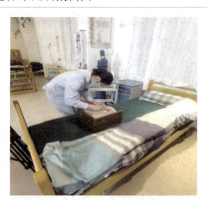
	4. 用温水清洁造口及周围皮肤并擦干，观察造口周围皮肤及造口情况，脱手套。	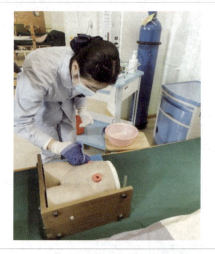
	5. 用造口测量尺测量造口大小、形状。	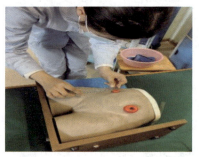
	6. 根据造口大小、形状修剪造口底盘，保证边缘光滑，并使造口袋底盘与造口黏膜之间保持适当空隙（1～2毫米）。	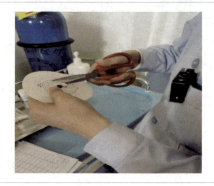

(续表)

步骤	操作流程及图解
	7. 再次用手磨光滑造口圈边缘。
	8. 撕去底盘粘贴纸，按照造口位置由上向下将造口袋贴上，用手按压底盘3～5分钟。
	9. 安装造口袋并夹好便袋夹。
	10. 撤去治疗巾，再次核对。
	11. 协助老人取舒适体位，嘱其保持平卧15分钟，使造口袋底盘粘贴牢固。
	12. 整理用物。
	13. 洗手，取口罩。
健康教育	针对本次照护任务，在照护过程中进行注意事项的教育： 1. 更换造口袋及排放袋内内容物时应当注意保护伤口。 2. 使用造口辅助用品应当在使用前认真阅读产品说明书。 3. 撕离造口袋时注意保护皮肤，防止皮肤损伤。 4. 教会老年人定期用手指扩张造口，防止造口狭窄。 5. 贴造口袋前一定要保持造口周围皮肤干燥，尽量用手抚平皮肤皱褶。 6. 控制体重过度增长，同时避免进行增加腹压的运动，以免形成造口旁疝，或导致造口脱垂。 7. 造口袋底盘与造口粘膜之间保持适当空隙(1～2毫米)，缝隙过大粪便或尿液刺激皮肤易引起皮炎，过小底盘边缘与黏膜摩擦将会导致不适甚至出血。

(续表)

步骤	操作流程及图解
	在照护过程中结合老年人情况开展健康教育,如疾病预防和康复、健康生活方式等。要求如下: 1. 主题和数量合适。 2. 表达方式突出重点,逻辑清晰。 3. 结合主题提出措施或建议,每个主题不少于3条。 4. 语言简单易懂,适合老年人的理解能力。 5. 结合老年人的具体情况(如职业、性格、爱好、家庭等)。
评价照护效果	询问老年人有无其他需求、是否满意(反馈),整理各项物品。
	记录造口大小、更换时间、皮肤情况和老年人反应。
	遵守感染控制和管理要求,包括废弃物处理、个人防护及手卫生等。

工作任务评价

工作任务评价的考核表扫码可查看,或至"复旦社云平台"(www.fudanyun.cn)下载。

考核表 2.6.1

课件查看

项目三 清洁照护

任务 1 对老年人皮肤情况进行评估

学习目标

知识目标:了解老年人皮肤生理特点;熟悉老年人常见的皮肤问题。

能力目标:运用所学知识对老年人皮肤进行正确评估并能及时发现皮肤问题;能将沟通交流、安全护理、心理护理、人文关怀、职业安全与保护、健康教育等贯穿于照护服务全过程中。

素质目标:具有爱心、细心、耐心和责任心,尊重、理解和关怀老年人。

工作任务描述

一般资料:雷爷爷,83岁,因家中老伴生病无法照顾,现入住某康养机构养老护理区 206 房 31 床。身高 170 厘米,体重 80 千克,大专文凭,事业单位退休,退休金约 6 000 元/月,爱写毛笔字、看报纸。喜欢喝牛奶,性格急躁。育有一子一女,儿子在外地工作,其女儿与老伴在本地,每月均会前来看望老人。

既往病史:1. 脑梗死;2. 高血压病(Ⅰ级高危组);3. 痛风;4. 脑动脉硬化;5. 脑萎缩;6. 颅内动脉狭窄;7. 失眠症;8. 腰椎退行性变;9. L3、L4 椎体滑脱。

目前状况:雷爷爷入住康养机构1年余,1个月前老人因跌倒导致右股骨骨折,肩峰骨折,现遵医嘱予以卧床休养。老人近期记忆力明显下降,有时存在骂人、说胡话和不配合照护工作的情况,且时感沮丧,认为自己时日不多,不配合翻身,时常自行将翻身辅助用具取出,导致有效翻身时效缩短。

任务要求：为雷爷爷进行皮肤情况评估。请根据案例完成操作任务。要求用语言和非语言疏导老人不良情绪，鼓励老人进行床上翻身活动，预防压力性损伤，并积极正向看待自身身体状况，重拾生存信心。

工作任务分解与实施

一、对老年人皮肤情况进行评估基本认知

皮肤是人体的一个重要器官，参与维持整个机体平衡及与外界环境的统一。老年人由于机体衰老和皮肤老化，易引起各种皮肤问题，影响老年人的健康和生活质量。因此，对老年人皮肤进行正确的评估，可使皮肤问题得到及时控制，降低压疮发生率及严重程度。

1. 老年人皮肤生理特点

（1）代谢减慢，皮肤细胞再生缓慢，使修复的过程变得缓慢。

（2）血管变得更加脆弱，减少了皮肤血管的供血。

（3）皮肤变得松弛，弹性降低。

（4）皮肤敏感性降低，导致了对疼痛及可能伤害皮肤的刺激反应变慢。

（5）皮脂和汗腺分泌减少，皮肤很容易变干。同时，老年人皮肤保湿能力降低，造成皮肤表面粗糙。

2. 老年人常见的皮肤疾病

老年人的皮肤各层都发生着退化和功能改变，容易出现各种皮肤疾病，如皮肤干燥、瘙痒、溃疡、色素沉着、皱纹、压疮等。

3. 评估皮肤的过程及方法

（1）评估皮肤一般情况。具体观察皮肤的干燥性（如皮屑、出汗情况）；是否有水肿；皮肤颜色变化（如青紫、炎症、黄疸）；皮肤的温度、弹性、破损、病变等。

（2）评估部位，包括耳廓、肩胛、肘、骶尾部、坐骨结节、会阴部、肛门、足跟、踝、膝，及其他受压部位的皮肤。还应特别检查皮肤皱褶处，如乳房下、腹股沟处、腋窝下及脚趾缝间。

（3）评估老年人营养程度、排泄控制能力、活动能力等内容。

（4）询问。①既往史：老年人既往有无皮肤问题；是否有疾病影响到皮肤，如糖尿病或外周血管疾病。②用药史及目前所用的药物：有无服用影响皮肤的药物，如类固醇类药物；是否有过药物过敏史；是否对某些药物过敏，如抗生素类。③皮肤的护理习惯：目前采取的皮肤护理方式；使用的洗化用品，如肥皂或润肤露；护理习惯最近是否有所改变。④心理状况：人最近是否有压力。

（5）针对老年人现存的或潜在的皮肤问题做详细、准确、完整的记录，制定出相应的照护措施。

4. 老年人皮肤评估的注意事项

（1）评估过程中要注意保护老年人的隐私，特别对异性进行评估时方法要恰当，减少老年人不必要的尴尬。同时，照护人员也要注重自我保护。

（2）注意保暖，老年人容易受凉，在评估的过程中要做好保暖措施。例如，关好门窗，盖好被子，及时穿好衣服。

（3）在评估时与老年人及其家属进行有效的沟通，取得他们的信任与配合。

（4）在评估过程中要注意观察老年人的病情变化，若病情不允许可酌情评估或待病情平稳再做详细评估。

（5）对皮肤评估是一个连续过程，老年人皮肤情况不断地在改变，因此要建立评估机制，及时调整预防及照护措施，才能保证照护计划实施的连续性和准确性。

二、对老年人皮肤情况进行评估操作流程

操作视频

步骤	操作流程及图解
工作准备	护理员准备： 1. 衣着整洁。 2. 用七步洗手法洗净双手，戴口罩。 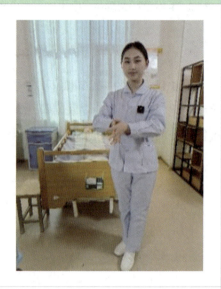 环境准备：关闭门窗，拉上窗帘，冬季调节室温至24～26摄氏度，光线充足。 物品准备： 1. 软枕数个，脸盆（盛温水）、毛巾、翻身记录单、笔，必要时备床挡。 2. 检查、确认无菌物品在有效期内，物品备齐。 老年人准备：老人平卧于床上，盖好被子。 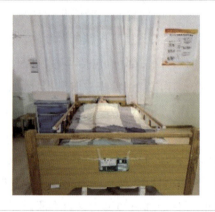
沟通解释评估	备齐用物进入老人居室，问好、自我介绍、友好微笑、称呼恰当、举止得体、礼貌用语，选择合适话题，自然开启话题等。 采用有效方法核对照护对象基本信息。 对老人进行综合评估： 1. 全身情况，如精神状态、饮食、二便、睡眠等。 2. 局部情况，如肌力、肢体活动度、皮肤情况等。 3. 特殊情况，针对具体情境可能存在的情况。 为老人介绍照护任务、任务目的、操作时间、关键步骤等。 安抚老人情绪，介绍需要老人注意和配合的内容。 询问老人对沟通解释过程是否存在疑问，是否愿意配合。 询问老人有无其他需求，环境和体位等是否舒适；询问老人是否可以开始操作。 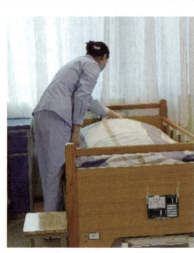

(续表)

步骤	操作流程及图解
关键操作技能	1. 根据老人身体情况,协助其摆放舒适的体位。 2. 掀开被角,将老人近侧手臂放于枕边,远侧手臂放于胸前。 3. 在盖被内将远侧下肢搭在近侧下肢上。 4. 照护人员双手分别扶住老人的肩和髋部向近侧翻转,使老人呈侧卧位。 5. 双手环抱住老人的臀部移至床中线位置,老人面部朝向照护人员。 6. 在老人胸前放置软枕,上侧手臂搭于软枕上。小腿中部垫软枕。保持体位稳定舒适。 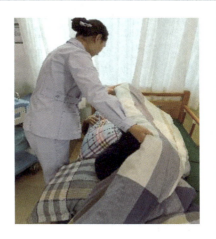 7. 掀开老人背部盖被,检查背部、臀部皮肤是否完好。 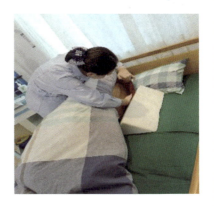 8. 用温热毛巾擦净背部、臀部汗渍,拉平上衣。 9. 整理床单位:被褥平整干燥无皱褶,必要时加装床挡。 10. 洗手:照护人员洗净双手。 11. 记录:内容包括翻身时间、体位、皮肤情况(潮湿、压红、压红消退时间、水疱、破溃、感染等),发现异常及时报告。 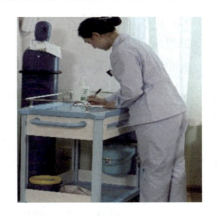

(续表)

步骤	操作流程及图解
健康教育	针对本次照护任务,在照护过程中进行注意事项的教育: 1. 评估时要进行有效的沟通,取得信任与配合。 2. 协助翻身侧卧时,使用床挡,应注意安全,防止发生坠床。 3. 注意观察病情变化,若病情不允许可酌情评估或待病情平稳再做详细评估。 4. 注意保暖,不要过多暴露身体,以免受凉。 5. 皮肤评估是一个连续过程,应根据情况及时调整预防及照护措施。
	在照护过程中结合老年人情况开展健康教育,如疾病预防和康复、健康生活方式等。要求如下: 1. 主题和数量合适。 2. 表达方式突出重点,逻辑清晰。 3. 结合主题提出措施或建议,每个主题不少于3条。 4. 语言简单易懂,适合老年人的理解能力。 5. 结合老年人的具体情况(如职业、性格、爱好、家庭等)。
评价照护效果	询问老年人有无其他需求、是否满意(反馈),整理各项物品。
	记录翻身时间、老年人皮肤情况和老年人反应。
	遵守感染控制和管理要求,包括废弃物处理、个人防护及手卫生等。

工作任务评价

工作任务评价的考核表扫码可查看,或至"复旦社云平台"(www.fudanyun.cn)下载。

考核表 3.1.1

任务 2　为卧床老年人更换床单

学习目标

知识目标:熟悉更换床单过程中的节力原则;掌握卧床老年人更换床单过程中的安全措施。

能力目标:能熟练地为卧床老年人更换床单;能正确评估老年人对床单舒适度需求;能将沟通交流、安全护理、心理护理、人文关怀、职业安全与保护、健康教育等贯穿于照护服务的全过程中。

素质目标:具有爱心、细心、耐心和责任心,尊重、理解和关怀老年人。

工作任务描述

一般资料:彭奶奶,85岁,因家庭照护困难,现入住某康养机构认知症照护区516房36床。身高155厘米,体重48千克,初中文凭,事业单位退休,退休金5000元/月。老人性格乐观、开朗,喜欢唱歌,育有一女,女儿工作较忙,每月前来探望一次。

既往病史:1.高血压;2.脑梗死;3.冠心病;4.慢性支气管炎;5.帕金森病;6.认知功能障碍。

目前状况：彭奶奶入住康养机构1年余，因中风导致全失能，长期卧床。老人近期身体情况变差，偶尔出现大小便失禁，时有出现食欲不振的情况。某日午睡时老人突发情绪躁动，将大小便解到床上，导致床单被排泄物污染。

任务要求：为彭奶奶更换床单。请根据案例完成操作任务。要求使用语言及非语言舒缓老人情绪，鼓励老人进食进水，加强营养。鼓励老人配合床上康复活动及认知训练，以提高晚年生活品质。

工作任务分解与实施

一、为卧床老年人清洁、更换床单位基本认知

床单位是老年人生活休息的必备生活单位，包括床、床单、床褥等。为老年人整理清洁、更换床单位，不仅可以保持床单位清洁、舒适，而且可保持居家环境整洁、美观。定时或根据实际情况为老年人清洁、更换床单位，可降低居室异味，降低老年人的患病机会，有利于老年人身体健康。

1. 清扫整理床单位的要求

老年人每日晨起、午睡后，照护人员要进行床单位的清扫整理。床铺表面要求做到平整、干燥、无渣屑。采用一床一套式的扫床法（扫床刷套上用500毫克/升浓度的含氯消毒液浸泡的刷套进行清扫），减少灰尘飞扬，防止交叉感染。

对于卧床的老年人，照护人员还应注意在三餐后、晚睡前进行床单位的清扫整理，避免食物的残渣掉落床上，造成老年人卧位不适甚至引发压疮。

2. 更换床单位的重要性

定期为老年人更换床单位（床单、床褥等），可以保持床单位平整、干净，无褶皱，居室整洁美观。同时，也可对卧床的老年人的病情进行观察，协助老年人变换卧位，促进老年人安全、舒适，预防压疮等并发症的发生。

3. 更换床单位中被服的要求

（1）照护人员应戴口罩、帽子，每周为老年人定期更换被服（包括被罩、床单、枕套）。

（2）当被服被尿、便、呕吐物、汗液等污染时，应立即更换。

（3）老年人的被褥应经常在日光下晾晒。

操作流程中介绍床单位中床单的更换。

二、为卧床老年人更换床单操作流程

操作视频

步骤	操作流程及图解
工作准备	护理员准备： 1. 衣着整洁。 2. 用七步洗手法洗净双手，戴口罩。

(续表)

步骤	操作流程及图解
	物品准备： 1. 扫床车、清洁床单、床刷，刷套数个，脸盆 2 个（分别盛洁净、无污染的刷套），毛巾或扫床巾。 2. 检查、确认无菌物品在有效期内，物品备齐。 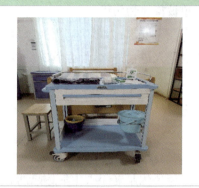
	环境准备： 1. 环境安静整洁。 2. 温湿度适宜。 老年人准备： 老人平卧于床上，盖好被子。 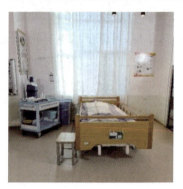
沟通解释评估	备齐用物进入老人居室，问好、自我介绍、友好微笑、称呼恰当、举止得体、礼貌用语，选择合适话题，自然开启话题等。
	采用有效方法核对照护对象基本信息。
	对老人进行综合评估： 1. 全身情况，如精神状态、饮食、二便、睡眠等。 2. 局部情况，如肌力、肢体活动度、皮肤情况等。 3. 特殊情况，针对具体情境可能存在的情况。
	1. 为老人介绍照护任务、任务目的、操作时间、关键步骤等。 2. 安抚老人情绪，介绍需要老人注意和配合的内容。 3. 询问老人对沟通解释过程是否存在疑问，是否愿意配合。
	询问老人有无其他需求，环境和体位等是否舒适，询问老人是否可以开始操作。
关键操作技能	1. 协助老人体位转换，方法正确(安全、科学、规范、有效、节力、尊重)，转移中注意观察老人反应，并注意沟通与交流。
	2. 移床旁椅、床头柜，方法正确。
	3. 撤一侧床单：松开近侧床体床单，方法正确。 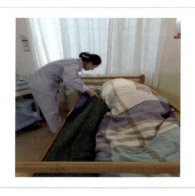

（续表）

步骤	操作流程及图解
	4. 扫一侧床面：取刷套套在床刷上，清扫褥垫渣屑，床刷放置正确。
	5. 铺一侧床单：取清洁床单，从内向外铺平近侧床单，方法正确。
	6. 协助老人转换体位：转移时方法正确。
	7. 撤床单：撤出左侧床单，放在污物袋内，操作方法正确。
	8. 扫床面：清扫褥垫渣屑，方法正确，床刷及刷套放于合适位置。
	9. 铺床单：清洁床单平整铺于床褥上，操作方法正确。
	10. 协助老人取舒适体位：保持体位舒适、安全；软垫应用合理。
	11. 操作中注意观察老人反应，并注意沟通与交流。
	12. 开窗通风，根据情景拖地，保持床周围地面清洁。
	13. 操作中注意老人感受，并注意沟通交流。
健康教育	针对本次照护任务，在照护过程中进行注意事项的教育： 1. 协助翻身侧卧时，使用床挡，应注意安全，防止发生坠床。 2. 注意观察病情及皮肤有无异常改变，带引流管时要防止管子扭曲受压或脱落。 3. 更换床单或被罩时，可使用口罩遮住口鼻。 4. 更换床单时，老年人身体不要过多暴露，以免受凉。 在照护过程中结合老年人情况开展健康教育，如疾病预防和康复、健康生活方式等。要求如下： 1. 主题和数量合适。 2. 表达方式突出重点，逻辑清晰。 3. 结合主题提出措施或建议，每个主题不少于3条。 4. 语言简单易懂，适合老年人的理解能力。 5. 结合老年人的具体情况（如职业、性格、爱好、家庭等）。

(续表)

步骤	操作流程及图解
评价照护效果	询问老年人有无其他需求、是否满意(反馈),整理各项物品。
	记录更换床单时间、老年人皮肤情况和老年人反应。
	遵守感染控制和管理要求,包括废弃物处理、个人防护及手卫生等。

工作任务评价

工作任务评价的考核表扫码可查看,或至"复旦社云平台"(www.fudanyun.cn)下载。

考核表 3.2.1

任务 3　协助老年人更换开襟、套头上衣和裤子

学习目标

知识目标:了解老年人选择服装应具备的特点;熟悉老年人肢体活动受限程度、穿脱衣服的注意事项;掌握为老年人更换衣裤过程中的安全措施。

能力目标:能熟练地为不同肢体功能障碍的老年人更换衣裤;能正确评估老年人对衣裤的需求;能将沟通交流、安全护理、心理护理、人文关怀、职业安全与保护、健康教育等贯穿于照护服务全过程中。

素质目标:具有爱心、细心、耐心和责任心,尊重、理解和关怀老年人。

工作任务描述

一般资料:曹奶奶,93 岁,因家中无人照护,现入住某康养机构养老护理区 208 房 15 床。身高 150 厘米,体重 43 千克,大专文凭,事业单位退休,退休金 5 000 元/月。爱看电视,爱喝酸奶。老人对卫生要求高,有点洁癖。育有一子,其子经常在外地出差。

既往病史:1. 不稳定型心绞痛、冠心病、心功能二级;2. Ⅰ型呼吸衰竭;3. 心力衰竭;4. 细菌性肺炎合并真菌感染;5. 腔隙性脑梗死;6. 慢性支气管炎伴肺气肿;7. 便秘;8. 失眠;9. 泌尿道感染。

目前状况:曹奶奶入住机构 1 年余,下肢功能减退,常感下肢无力,借助助行器行走。能正常交流,记忆力下降,经常做完的事情就会忘记。曹奶奶非常注重自身仪容仪表,喜欢漂亮的衣服,对自身身体状况非常在意,经常担心自己会便秘,每日酸奶两杯,乳果糖 10 毫升口服。某日曹奶奶排泄后洗手时,不慎将水撒在身上,导致衣裤浸湿。

任务要求:为曹奶奶更换开襟/套头衣裤。请根据案例完成操作任务。要求用语言和非语言疏导老人不良情绪,鼓励老人进行康复活动及排便训练,以提高生活品质。

工作任务分解与实施

一、老年人衣物的基本认知

老年人身体由于脊柱弯曲、关节硬化等生理变化,身体各部位长度变短,活动范围减少甚至活动受限。老年人的体质和年轻人差别也较大,所以老年人的着装更要有讲究。正确地为老年人选择衣着,及时为老年人更衣对于提升老年人的身体舒适度,提升自信,改善健康有着很大的帮助。照护人员需掌握老年人穿着应具有的四个特点、为老年人选择及搭配衣物等相关知识,协助老年人更换开襟衣服、穿脱套头上衣、更换裤子等服务技能。

1. 老年人选择服装应具备的特点

(1) 实用。衣着有保暖防寒的作用。老年人对外界环境的适应能力较差,许多老年人冬季畏寒、夏季畏热。因此,老年人在穿着上首先要考虑冬装求保暖,夏装能凉爽。

(2) 舒适。穿着应力求宽松舒适,柔软轻便,利于活动。在面料选择上纯棉制品四季适宜。夏季选用真丝、棉麻服装凉爽透气。

(3) 整洁。衣着整洁不仅使老年人显得神采奕奕,也有利于身体健康。内衣及夏季衣服更应常洗常换。

(4) 美观。根据老年人自身文化素养、品味选择适宜的服装。以款式上简洁明快并方便穿着较为适合。

2. 老年人衣物的选择及搭配

(1) 袜子。适合老年人穿着的袜子应选择棉质的松口袜子。袜口过紧会导致血液回流欠佳,足部肿胀不适。袜子勤换洗有利于足部健康。

(2) 鞋。老年人应选择具有排汗、减震、安全、柔软、轻巧、舒适等特点的鞋,大小要合适。日常行走可选择适当垫高后跟的布底鞋,运动时最好选择鞋底硬度适中、有点后跟、前部翘一点的运动鞋。少穿拖鞋,若居室内穿着拖鞋,也应选择长度和高度刚刚能将足部塞满整块鞋面的、后跟 2~3 厘米的拖鞋。

二、协助老年人更换衣裤操作流程

1. 协助老年人更换套头上衣

步骤	操作流程及图解
工作准备	护理员准备: 1. 衣着整洁。 2. 用七步洗手法洗净双手,戴口罩。

操作视频
(套头上衣)

(续表)

步骤	操作流程及图解
	环境准备:1.环境安静整洁;2.温湿度适宜。
	物品准备:老年人穿的清洁的套头上衣。
	老年人准备:老人平卧于床或安全地坐于靠椅。
沟通解释评估	问好、自我介绍、友好微笑、称呼恰当、举止得体、礼貌用语,选择合适话题,自然开启话题等。
	采用有效方法核对照护对象基本信息。
	对老人进行综合评估: 1. 全身情况,如精神状态、饮食、二便、睡眠等。 2. 局部情况,如肌力、肢体活动度、测量皮肤情况等。 3. 特殊情况,针对本情境可能存在的情况。
	1. 为老人介绍照护任务、任务目的、操作时间、关键步骤等。 2. 介绍需要老人注意和配合的内容。 3. 询问老人对沟通解释过程是否存在疑问,是否愿意配合。
	询问老人有无其他需求,环境和体位等是否舒适,询问老人是否可以开始操作。
关键操作技能	1. 摇高床头至老人感觉舒适和便于操作的位置。
	2. 操作中注意观察老人的反应。
	3. 从床头向床尾方向打开盖被,暴露上身,盖住下身保暖,在不违背原则的情况下,可采取其他方式保暖(包括但不限于调节室温、毛巾保暖等)。
	4. 操作中注意与老人交流解释。

（续表）

步骤	操作流程及图解
	5. 脱套头上衣： 将老人原套头上衣的前下端向上拉至胸部，后下端拉至后侧颈部，嘱老人低头，从背后向前从头部脱下领口，先脱下健侧衣袖，再脱下患侧衣袖。在不违背原则的情况下，可采取其他顺序。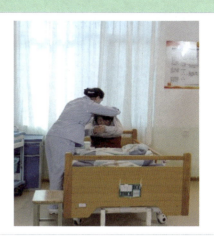
	6. 操作中应注意保护老人患侧肢。
	7. 操作中应遵循先脱健侧再脱患侧的原则。
	8. 操作中注意动作轻柔，避免拖、拉、拽。
	9. 操作中注意应用老人自身力量。
	10. 脱患侧衣袖时，顺应老人患侧上肢屈曲位置，按肩部、上臂、肘部、前臂和手部功能位置依次脱下。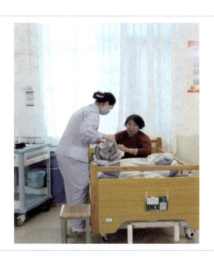
	11. 操作中注意观察老人反应及沟通交流。
	12. 换下的套头上衣，摆放在护理车下层或放入污衣袋。
	13. 操作中注意保暖，在不违背原则的情况下，保暖形式不限。
	14. 辨别套头上衣前后面，先穿患侧再穿健侧。
	15. 从患侧袖口处伸入至衣袖上端，握住老人患侧手套入。
	16. 按前臂、肘部、上臂、肩部依次穿好患侧衣袖。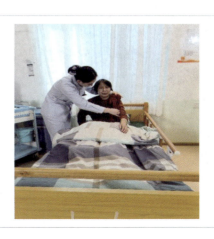

(续表)

步骤	操作流程及图解
	17. 指导老人将健侧手从衣领下伸入衣袖,穿好健侧衣袖。
	18. 嘱老人低头,一手握住衣身背部的下开口至领口部分,从前面套入老人头部。
	19. 向下拉平,整理使衣服平整无皱褶。
健康教育	针对本次照护任务,在照护过程中进行注意事项的教育: 1. 穿衣过程要保暖,避免受凉。 2. 在坐起时要注意安全。 3. 换衣时不要生拉硬拽,注意保护身体疾患或疼痛部位。 4. 脱衣先脱健侧,穿衣先穿患侧。 在照护过程中结合老年人情况开展健康教育,如疾病预防和康复、健康生活方式等。
评价照护效果	询问老年人有无其他需求、是否满意(反馈),整理各项物品。
	记录(不漏项,包括主要措施及异常情况等)。
	遵守感染控制和管理要求,包括废弃物处理、个人防护及手卫生等。

2. 协助老年人更换开襟上衣

操作视频（开襟上衣）

步骤	操作流程及图解
工作准备	护理员准备:1. 衣着整洁;2. 用七步洗手法洗净双手,戴口罩。
	环境准备:1. 环境安静整洁;2. 温湿度适宜。
	物品准备:老年人穿的清洁的开襟上衣(开衫)。
	老年人准备:老人平卧于床或安全地坐于靠椅。

(续表)

步骤	操作流程及图解
沟通解释评估	问好、自我介绍、友好微笑、称呼恰当、举止得体、礼貌用语,选择合适话题,自然开启话题等。
	采用有效方法核对照护对象基本信息。
	对老人进行综合评估: 1. 全身情况,如精神状态、饮食、二便、睡眠等。 2. 局部情况,如肌力、肢体活动度、测量皮肤情况等。 3. 特殊情况,针对本情境可能存在的情况。
	1. 为老人介绍照护任务、任务目的、操作时间、关键步骤等。 2. 介绍需要老人注意和配合的内容。 3. 询问老人对沟通解释过程是否存在疑问,是否愿意配合。
	询问老人有无其他需求,环境和体位等是否舒适,询问老人是否可以开始操作。
关键操作技能	1. 摇高床头至老人感觉舒适和便于操作的位置。
	2. 操作中注意观察老人的反应。
	3. 打开盖被: 从床头向床尾方向打开盖被,暴露上身,盖住下身保暖,在不违背原则的情况下,可采取其他方式保暖(包括但不限于调节室温、毛巾保暖等)。
	4. 操作中注意与老人交流解释。
	5. 脱开衫: 脱开衫时应先脱健侧开衫,操作手法正确。 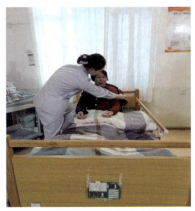
	6. 脱患侧开衫时应按老人肩部、上臂、肘关节、前臂、手屈曲位置,依次脱下患侧衣袖,且操作手法正确。 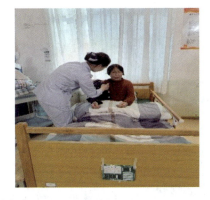
	7. 换下的开衫,摆放在护理车下层或放入污衣袋。
	8. 操作中注意保暖,在不违背原则的情况下,形式不限。

(续表)

步骤	操作流程及图解
	9. 穿开衫衣袖： 穿开衫时应符合先穿患侧再穿健侧的原则，穿衣前分清左右侧，且操作手法正确。
	10. 从患侧袖口处伸入至衣袖上端，握住老人患侧手套入手部。
	11. 双手配合顺应患侧上肢屈曲位置，按手部、前臂、肘部、上臂依次穿上患侧衣袖。
	12. 拉平衣领。
	13. 如老人卧于床上更换：穿健侧时，协助老人向健侧轻轻翻身，将衣服翻卷塞向健侧身下，且手法正确。
	14. 协助老人仰卧位，从健侧身下拉出衣服。
	15. 为老人穿好健侧袖口，或者指导老人穿好健侧袖口，操作方法正确（安全、科学、规范、有效、节力、尊重）。
	16. 为老人拉平开衫，系好衣扣；指导老人用健侧手带动患侧手系好衣扣。
	17. 整理衣服平整无皱褶。
健康教育	针对本次照护任务，在照护过程中进行注意事项的教育： 1. 穿衣过程要保暖，避免受凉。 2. 在坐起时要注意安全。 3. 换衣时不要生拉硬拽，注意保护身体疾患或疼痛部位。 4. 脱衣先脱健侧，穿衣先穿患侧。 在照护过程中结合老年人情况开展健康教育，如疾病预防和康复、健康生活方式等。
评价照护效果	询问老年人有无其他需求、是否满意（反馈），整理各项物品。 记录（不漏项，包括主要措施及异常情况等）。 遵守感染控制和管理要求，包括废弃物处理、个人防护及手卫生等。

3. 协助老年人穿脱裤子

步骤	操作流程及图解
工作准备	护理员准备:1.衣着整洁;2.用七步洗手法洗净双手,戴口罩。
	环境准备:1.环境安静整洁;2.温湿度适宜。
	物品准备:老人穿的清洁的裤子。
	老年人准备:老人平卧于床。
沟通解释评估	问好、自我介绍、友好微笑、称呼恰当、举止得体、礼貌用语,选择合适话题,自然开启话题等。
	采用有效方法核对照护对象基本信息。
	对老人进行综合评估: 1. 全身情况,如精神状态、饮食、二便、睡眠等。 2. 局部情况,如肌力、肢体活动度、测量皮肤情况等。 3. 特殊情况,针对本情境可能存在的情况。
	1. 为老人介绍照护任务、任务目的、操作时间、关键步骤。 2. 介绍需要老人注意和配合的内容。 3. 询问老人对沟通解释过程是否存在疑问,是否愿意配合。
	询问老人有无其他需求,环境和体位等是否舒适,询问老人是否可以开始操作。
关键操作技能	1. 打开盖被:放下床挡,打开盖被。
	2. 暴露下身,遮盖上身保暖。
	3. 操作中注意动作轻柔稳妥,观察老人反应。
	4. 脱下裤子:协助老人身体左倾,将右侧裤腰向下拉至臀下,方法正确。
	5. 协助身体右倾,将左侧裤腰向下拉至臀下,方法正确。
	6. 协助老人屈膝,拉住老人两侧裤腰部分向下褪至膝部。

(续表)

步骤	操作流程及图解
	7. 嘱老人尽力抬起右侧下肢,帮助褪去右侧裤腿。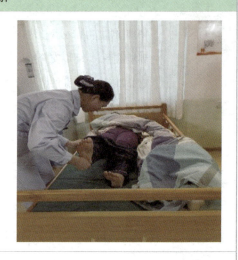
	8. 帮助老人抬起左侧下肢,脱去左侧小腿部裤腿。
	9. 将脱下的裤子放入收纳袋中或治疗车下层,注意保暖。
	10. 取清洁的裤子,辨别正反面,穿上裤子。
	11. 将手从裤管口套入至裤腰开口处,轻握老人左侧脚踝套入左脚,再将裤管向老人大腿方向提拉。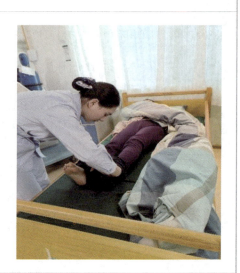
	12. 用同样方法穿上右侧裤管。
	13. 两手分别拉住两侧裤腰部分向上提拉至老人臀部。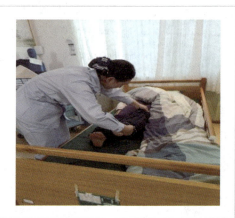
	14. 协助老人身体右倾,将左侧裤腰部分向上拉至腰部。
	15. 协助老人身体左倾,将右侧裤腰部分向上拉至腰部。
	16. 整理平整、舒适。

(续表)

步骤	操作流程及图解
健康教育	针对本次照护任务,在照护过程中进行注意事项的教育: 1. 穿衣过程要保暖,避免受凉。 2. 坐起时要注意安全。 3. 换衣时不要生拉硬拽,注意保护身体疾患或疼痛部位。 4. 脱裤先脱健侧,穿裤先穿患侧。
	在照护过程中结合老年人情况开展健康教育,如疾病预防和康复、健康生活方式等。
评价照护效果	询问老年人有无其他需求、是否满意(反馈),整理各项物品。
	记录(不漏项,包括主要措施及异常情况等)。
	遵守感染控制和管理要求,包括废弃物处理、个人防护及手卫生等。

工作任务评价

工作任务评价的考核表扫码可查看,或至"复旦社云平台"(www.fudanyun.cn)下载。

考核表 3.3.1

考核表 3.3.2

考核表 3.3.3

任务 4　协助老年人洗浴(淋浴、盆浴、床上擦浴)

学习目标

知识目标:了解老年人身体清洁的目的;熟悉身体沐浴的种类。

能力目标:能协助老年人淋浴、盆浴;能为老年人床上擦浴;能将沟通交流、安全护理、心理护理、人文关怀、职业安全与保护、健康教育等贯穿于照护服务全过程中。

素质目标:具有爱心、细心、耐心和责任心,尊重、理解和关怀老年人。

工作任务描述

一般资料:金奶奶,90岁,因家中照护困难,现入住某康养机构养老护理区223房49床。身高145厘米,体重51千克。大专文凭,事业单位退休,退休金5500元/月。爱看电视,爱喝酸奶,饮食重口味,不吃牛肉;育有一子一女,其儿子在外地工作,女儿身体不太好。平时孙女看望较多。

既往病史:1.腰椎压缩性骨折;2.脑梗死;3.肾结石。

目前状况:金奶奶入住康养机构2年余,双下肢活动能力减退,使用助行器协助行走,能正常交流。近期腰部疼痛厉害,大部分时间处于卧床状态,偶尔能坐起。金奶奶不愿子女为自己的身体状况担忧,强忍疼痛,不愿就医。金奶奶平时非常注重个人清洁卫生,某日上午10点钟左右,因小便未受控,弄脏衣裤和床褥,自我感觉身上异味重。

任务要求:协助金奶奶进行洗浴(淋浴、盆浴、床上擦浴)。请根据案例完成操作任务。要求为老人进行心理疏导,树立正确就医观念,鼓励老人坚持康复锻炼,以提高晚年生活品质。

工作任务分解与实施

一、老年人洗浴的基本认知

1. 老年人身体清洁的目的

通过对身体表面的清洗及揉搓,可以达到消除疲劳、促进血液循环、改善睡眠、提高皮肤新陈代谢和增强抗病能力的目的,还可以维护老年人的自我形象,提高自信。

2. 清洁用品使用的指导

沐浴时照护人员应根据老年人皮肤状况(如干燥、油性、完整性等),老年人个人喜好及清洁用品使用的目的和效果来选择清洁与保护皮肤的用品。

3. 皮肤清洁的观察要点

(1) 皮肤的颜色、温度、柔软度、完整性、弹性、感觉、清洁度等。应注意体位、环境因素(如温室)、汗液量、皮脂分泌、水肿和色素沉着等情形对评估准确性的影响。

(2) 老年人的意识状态,是否瘫痪或软弱无力,有无关节活动受限,需要完全协助还是部分协助,清洁习惯及对清洁品的选择,老年人对保持皮肤清洁、健康的相关知识的了解程度及需求。

4. 老年人洗浴的种类

老年人洗浴的种类主要包括三种:淋浴、盆浴、床上擦浴。(1)淋浴即洗澡时使用喷头淋湿全身进行洗浴的方法。(2)盆浴即在浴盆中放入水,人泡在水里进行洗浴的方法。(3)床上擦浴是针对卧床、行动不便的老年人,在床上使用浸湿的毛巾按照由上至下的顺序擦拭全身,达到清洁身体目的的方法。

二、协助老年人洗浴操作流程

1. 协助老年人淋浴

操作视频
(淋浴)

步骤	操作流程及图解
工作准备	护理员准备: 1. 衣着整洁。 2. 用七步洗手法洗净双手,戴口罩。
	环境准备:环境安静整洁;光线适中,空气清新,室温调至24~26摄氏度,关闭门窗,必要时用屏风遮挡。
	物品准备:淋浴设施、毛巾1条、浴巾1条、小方毛巾、沐浴液1瓶、洗发液1瓶、清洁衣裤1套、梳子1把、洗澡椅1把;必要时备吹风机1个。浴室地面应放置防滑垫,以防滑倒。
	老年人准备:老人坐于椅或凳上。
沟通解释评估	问好、自我介绍、友好微笑、称呼恰当、举止得体、礼貌用语,选择合适话题,自然开启话题等。
	采用有效方法核对照护对象基本信息。
	对老人进行综合评估: 1. 全身情况,如精神状态、饮食、二便、睡眠等。 2. 局部情况,如肌力、肢体活动度、测量皮肤情况等。 3. 特殊情况,针对本情境可能存在的情况。

(续表)

步骤	操作流程及图解
	1. 为老人介绍照护任务、任务目的、操作时间、关键步骤等。 2. 介绍需要老人注意和配合的内容。 3. 询问老人对沟通解释过程是否存在疑问，是否愿意配合。
	询问老人有无其他需求，环境和体位等是否舒适，询问老人是否可以开始操作。
关键操作技能	1. 备齐用物，分别放置在浴室适宜位置。
	2. 协助老人穿着防滑拖鞋。
	3. 搀扶或使用轮椅运送老人进入浴室。
	4. 协助老人脱去衣裤（肢体活动障碍的老年人应先脱健侧，后脱患侧）。
	5. 协助老人坐于洗澡椅上，叮嘱老人双手握住扶手。
	6. 避开老人身体调节水温；先调节水温再协助老人洗浴。先开冷水龙头，再开热水龙头（单个水龙头由冷水向热水一侧调节），调节水温至 40 摄氏度左右为宜（伸手触水，温热不烫手）。
	7. 手持淋浴喷头淋湿老人下肢，询问老人水温是否合适，满足老人感受需求，避开身体调节水温。
	8. 协助洗浴：自颈部由上至下淋湿老人身体，并用小方毛巾包手涂抹浴液，涂擦颈部、耳后、胸腹部、双上肢、背臀部、双下肢、双脚，轻轻揉搓肌肤。
	9. 手持淋浴喷头冲净小毛巾的沐浴液，边擦拭边冲净老人肌肤上的沐浴液。
	10. 洗头：叮嘱老人身体紧靠椅背，头稍后仰，一手持淋浴喷头，一手遮挡耳廓并揉搓头发至全部淋湿。
	11. 取适量洗发液，双手指腹揉搓头发，按摩头皮，力量适中，由四周发际向头顶部揉搓，观察并询问老人有无不适。
	12. 一手持淋浴喷头，另一手遮挡耳廓揉搓头发至洗发液全部冲净。
	13. 洗脸：取少量沐浴液为老人清洁面部，打开淋浴开关，以手接水洗净面部沐浴液。
	14. 清洗会阴部及臀部：再次在小方毛巾上倒上适量的沐浴液，一手搀扶老人站立，一手擦洗会阴部及臀部，随后冲净会阴部及臀部。协助老人坐下。再次从颈部向下冲洗全身，关闭淋浴开关。
	15. 擦干更衣：用浴巾包裹老人身体，用毛巾迅速擦干老人面部及头发，用浴巾擦干身体。协助老人更换清洁衣裤（肢体活动有障碍的，应先穿患侧后穿健侧）。
	16. 搀扶（或用轮椅运送）老人回床休息，协助老人采取舒适卧位。
	17. 开窗通风，擦干浴室地面。
	18. 将用物放回原处，清洗浴巾、毛巾、小方毛巾及老人更换下的衣裤，悬挂晾干。
健康教育	针对本次照护任务，在照护过程中进行注意事项的教育： 1. 单独淋浴时，浴室不可锁门，可在门外悬挂示意标牌。如有需要，应及时呼叫照护人员。 2. 进入浴室应穿着防滑拖鞋。 3. 调节水温时，喷头不可朝向身体。 4. 淋浴时间不可过长，水温不可过高，以免发生头晕等不适。 5. 淋浴不宜在空腹时或刚进食后进行。 6. 擦拭力度适宜，避免损伤皮肤。 7. 将沐浴液擦拭干净，以免刺激皮肤。 8. 淋浴过程中，如有不适，应迅速结束淋浴，并呼叫医护人员。

(续表)

步骤	操作流程及图解
	在照护过程中结合老年人情况开展健康教育,如疾病预防和康复、健康生活方式等。要求如下: 1. 主题和数量合适。 2. 表达方式突出重点,逻辑清晰。 3. 结合主题提出措施或建议,每个主题不少于3条。 4. 语言简单易懂,适合老年人的理解能力。 5. 结合老年人的具体情况(如职业、性格、爱好、家庭等)。
评价照护效果	询问老年人有无其他需求、是否满意(反馈),整理各项物品。
	记录(不漏项,包括主要措施及异常情况等)。
	遵守感染控制和管理要求,包括废弃物处理、个人防护及手卫生等。

2. 协助老年人盆浴

操作视频（盆浴）

步骤	操作流程及图解
工作准备	护理员准备: 1. 衣着整洁。 2. 用七步洗手法洗净双手,戴口罩。
	环境准备:环境安静整洁;光线适中,空气清新,室温调至24~26摄氏度;关闭门窗,必要时用屏风遮挡。
	物品准备:浴盆(地上放置防滑垫,放水至1/3~1/2满,水温为38~40摄氏度)、毛巾1条、浴巾1条、小方毛巾1条、浴液1瓶、洗发液1瓶、清洁衣裤1套、防滑拖鞋、座椅1把,必要时备吹风机1个。
	老年人准备:老人坐于椅或凳上。
沟通解释评估	问好、自我介绍、友好微笑、称呼恰当、举止得体、礼貌用语,选择合适话题,自然开启话题等。
	采用有效方法核对照护对象基本信息。
	对老人进行综合评估: 1. 全身情况,如精神状态、饮食、二便、睡眠等。 2. 局部情况,如肌力、肢体活动度、测量皮肤情况等。 3. 特殊情况,针对本情境可能存在的情况。
	1. 为老人介绍照护任务、任务目的、操作时间、关键步骤等。 2. 介绍需要老人注意和配合的内容。 3. 询问老人对沟通解释过程是否存在疑问,是否愿意配合。
	询问老人有无其他需求,环境和体位等是否舒适,询问老人是否可以开始操作。
关键操作技能	1. 备齐用物,分别放置在浴室适宜位置。
	2. 协助老人穿着防滑拖鞋。
	3. 搀扶或使用轮椅运送老人进入浴室,坐在座椅上。
	4. 协助老人脱去衣裤(肢体活动障碍的老人应先脱健侧,后脱患侧)。
	5. 搀扶老人进入浴盆坐稳泡浴,叮嘱老人双手握住扶手或盆沿。
	6. 洗头:叮嘱老人头稍后仰,一手持淋浴喷头,一手遮挡耳廓并揉搓头发至全部淋湿。
	7. 取适量洗发液,双手指腹揉搓头发,按摩头皮,力量适中,由四周发际向头顶部揉搓,观察并询问老人有无不适。
	8. 一手持淋浴喷头,另一手遮挡耳廓揉搓头发至洗发液全部冲净。

(续表)

步骤	操作流程及图解
	9. 洗脸:取少量沐浴液为老人清洁面部及耳后,打开淋浴开关,以手接水洗净面部沐浴液。拧干小方毛巾中的水分,擦干老人面部及耳后的水渍。
	10. 清洗身体:放尽浴盆中的水,自颈部右上至下冲淋老人的身体。
	11. 用小方毛巾包手涂抹浴液,涂擦颈部、耳后、胸腹部、双上肢、背部、会阴部、臀部、双下肢、双脚,轻轻揉搓肌肤。
	12. 询问和观察老人的反应。
	13. 手持淋浴喷头冲净小毛巾的沐浴液,边擦拭边冲净老人肌肤上的沐浴液。关闭淋浴开关。
	14. 擦干更衣:用浴巾包裹老人身体,用毛巾迅速擦干老人面部及头发,用浴巾擦干身体。
	15. 搀扶老人出浴室,坐在浴室座椅上。
	16. 协助老人更换清洁衣裤(肢体活动有障碍的,应先穿患侧后穿健侧)。
	17. 搀扶(或用轮椅运送)老人回床休息,协助老人采取舒适卧位。
	18. 开窗通风,擦干浴室地面。
	19. 将用物放回原处,清洗浴巾、毛巾、小方毛巾及老人更换下的衣裤,悬挂晾干。
	21. 整理用物,刷洗浴盆,清洁浴室。
	22. 洗手,记录。
健康教育	针对本次照护任务,在照护过程中进行注意事项的教育: 1. 浴盆内应放置防滑垫,以防身体下滑。 2. 擦拭力度适宜,避免损伤皮肤。 3. 将沐浴液擦拭干净,以免刺激皮肤。 4. 盆浴时间不可过长,水温不可过高,水量不可过多,以免引起不适。 5. 盆浴时,如有不适,应迅速结束盆浴,并呼叫医护人员。 在照护过程中结合老年人情况开展健康教育,如疾病预防和康复、健康生活方式等。要求如下: 1. 主题和数量合适。 2. 表达方式突出重点,逻辑清晰。 3. 结合主题提出措施或建议,每个主题不少于3条。 4. 语言简单易懂,适合老年人的理解能力。 5. 结合老年人的具体情况(如职业、性格、爱好、家庭等)。
评价照护效果	询问老年人有无其他需求,是否满意(反馈),整理各项物品。
	记录(不漏项,包括主要措施及异常情况等)。
	遵守感染控制和管理要求,包括废弃物处理、个人防护及手卫生等。

3. 协助老年人床上擦浴

步骤	操作流程及图解
工作准备	护理员准备:1. 衣着整洁;2. 用七步洗手法洗净双手,戴口罩。
	环境准备:环境安静整洁;光线适中,空气清新,室温调至24～26摄氏度,关闭门窗,必要时用屏风遮挡。

操作视频

(续表)

步骤	操作流程及图解
	物品准备：脸盆和毛巾各3个（身体、臀部和脚），小方毛巾1条、浴巾1条、沐浴液1瓶、护理垫1块、清洁衣裤1套、暖瓶1个、污水桶1个、橡胶手套1副，必要时备屏风。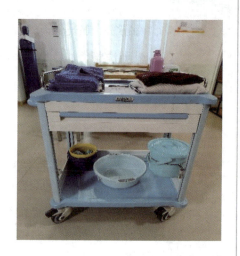
	老年人准备：老人平卧于床，盖好被子；询问是否需要大小便。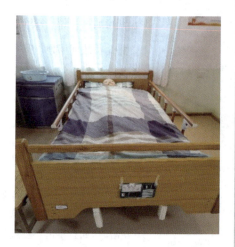
沟通解释评估	问好、自我介绍、友好微笑、称呼恰当、举止得体、礼貌用语，选择合适话题，自然开启话题等。
	采用有效方法核对照护对象基本信息。
	对老人进行综合评估： 1. 全身情况，如精神状态、饮食、二便、睡眠等。 2. 局部情况，如肌力、肢体活动度、测量皮肤情况等。 3. 特殊情况，针对本情境可能存在的情况。
	1. 为老人介绍照护任务、任务目的、操作时间、关键步骤等。 2. 介绍需要老人注意和配合的内容。 3. 询问老人对沟通解释过程是否存在疑问，并且愿意配合。
	询问老人有无其他需求，环境和体位等是否舒适，询问老人是否可以开始操作。
关键操作技能	1. 携用物至床旁，呼唤老人，协助老人取舒适卧位。
	2. 协助老人脱去衣裤，盖好被子。
	3. 脸盆内倒入温水，浸湿小方毛巾。擦拭方式：将小方毛巾拧干，涂上沐浴液擦拭老人身体；清洗小方毛巾，擦净沐浴液。清洗小方毛巾时，应及时用浴巾遮盖老人身体暴露部位；最后用浴巾擦干皮肤。

（续表）

步骤	操作流程及图解
	4. 擦洗面部：将浴巾覆盖在枕巾及胸前被子上。擦拭顺序为眼、额、鼻、鼻翼两侧至唇周、面颊、颈、耳及耳后。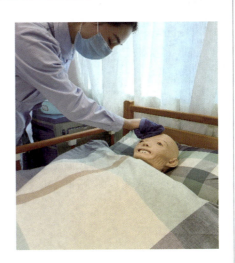
	5. 擦拭手臂：暴露老人近侧手臂，将浴巾半铺半盖于手臂。打开浴巾，从前臂向上臂擦拭，用同样手法擦拭另一侧手臂。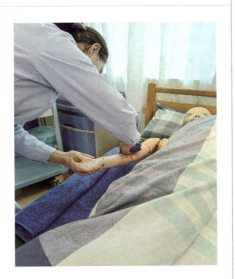
	6. 擦拭胸部：将老人盖被向下折叠，暴露其胸部，用浴巾遮盖胸部。打开浴巾上部，环形擦拭老人胸部。注意擦净皮肤皱褶处，如腋窝、女性乳房下垂部位。
	7. 擦拭腹部：将盖被向下折至老人大腿上部，用浴巾遮盖老人胸腹部。掀开浴巾下角向老人胸部反折，暴露老人腹部，顺时针螺旋式擦拭腹部，由上向下擦拭腹部两侧。盖好被子，从被子内撤下浴巾。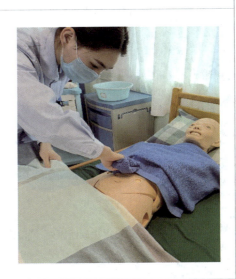

（续表）

步骤	操作流程及图解
	8. 擦拭背臀部：协助老人侧卧，面部朝向照护员。将被子向上折起暴露老人背部和臀部。将浴巾一侧边缘铺于老人背臀下。向上反折遮盖背部和臀部。打开浴巾，由老人腹部沿脊柱向上擦拭至肩颈部，再螺旋向下擦洗背部一侧。用同样方法擦洗另一侧。打开浴巾，分别环形擦洗臀部两侧。撤去浴巾，协助老人取平卧位，盖好被子。 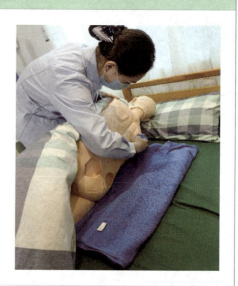
	9. 擦拭下肢：暴露一侧下肢，浴巾半铺半垫。打开浴巾，一手固定老人下肢踝部呈屈膝状，另一手由小腿向大腿方向擦拭。用同样的方法擦洗另一侧。 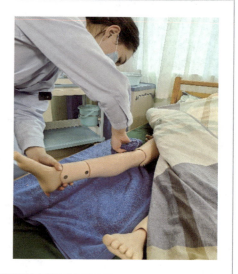
	10. 擦拭会阴部：使用专用水盆，盛装温水1/3盆。协助老人侧卧，臀下垫护理垫呈平卧位。暴露近侧下肢及会阴部，展开浴巾盖在近侧下肢上。戴好橡胶手套，将专用毛巾浸湿后拧干进行擦拭。随时清洗毛巾，直至局部清洁无异味。盖好被子，撤下浴巾，撤去护理垫。
	11. 洗脚：更换脚盆，盛装半盆温水。将老人被尾向一侧打开，暴露双脚。将浴巾卷起垫在老人膝下支撑，将水盆放在足下铺好的护理垫上。将老人一只脚浸没在水中搓洗。抬起老人一只脚，涂擦沐浴液，并揉搓脚掌、脚背、足跟、趾缝、脚踝。将老人的脚再次浸没在水中，洗净沐浴液。使用脚巾擦干脚部，放入被子内。用同样的方法清洗另一只脚。撤去水盆、护理垫和膝下浴巾，盖好被子。
	12. 协助老人更换清洁衣裤，盖好被子。
	13. 操作中注意动作轻柔，注意观察老人反应并沟通交流。
	14. 开窗通风。
	15. 将用物放回原处，清洗浴巾、毛巾、小方毛巾及老人更换下的衣裤，悬挂晾干。
	16. 洗手，记录。

(续表)

步骤	操作流程及图解
健康教育	针对本次照护任务,在照护过程中进行注意事项的教育: 1. 及时更换温水,洗脸的水应与擦拭身体的水分开,擦拭会阴的水另行准备。 2. 将沐浴液擦拭干净,以免刺激皮肤。 3. 尽量不弄湿枕头、被褥等。 4. 擦拭时间不可过久,可以边擦拭边按摩。 5. 擦拭过程中,力度适宜,避免损伤皮肤,同时要及时遮盖暴露部分,以防着凉。 6. 随时观察身体情况,如有不适,应停止擦浴并报告医护人员。
	在照护过程中结合老年人情况开展健康教育,如疾病预防和康复、健康生活方式等。要求如下: 1. 主题和数量合适。 2. 表达方式突出重点,逻辑清晰。 3. 结合主题提出措施或建议,每个主题不少于3条。 4. 语言简单易懂,适合老年人的理解能力。 5. 结合老年人的具体情况(如职业、性格、爱好、家庭等)。
评价照护效果	询问老年人有无其他需求、是否满意(反馈),整理各项物品。
	记录(不漏项,包括主要措施及异常情况等)。
	遵守感染控制和管理要求,包括废弃物处理、个人防护及手卫生等。

工作任务评价

工作任务评价的考核表扫码可查看,或至"复旦社云平台"(www.fudanyun.cn)下载。

考核表 3.4.1

考核表 3.4.2

考核表 3.4.3

任务 5　为压疮老年人提供照护(Ⅰ期+Ⅱ期+Ⅲ期)

学习目标

知识目标:了解压疮发生的原因、发展过程;掌握压疮各期临床表现及照护措施。

能力目标:能识别各期压疮并能运用压疮知识对老年人各期压疮提供有效照护;能将沟通交流、安全护理、心理护理、人文关怀、职业安全与保护、健康教育等贯穿于照护服务全过程中。

素质目标:具有爱心、细心、耐心和责任心,尊重、理解和关怀老年人。

工作任务描述

一般资料:黄奶奶,67 岁,因家中老伴去世,心里一时无法接受导致中风卧床,家中照护困难,现入住某康养机构养老护理区 308 房 12 床。身高 165 厘米,体重 43 千克,小学文凭,无退休金,性格温和,育有一子。

既往病史:1. 神经源性膀胱;2. 尿路感染;3. 细菌性肺炎;4. 腔隙性脑梗死;5. 重度骨质疏松;6. 胸椎骨折术后;7. 腰椎骨折术后;8. 低蛋白血症。

目前状况:黄奶奶入住康养机构 2 年多,因全身疱疹、低蛋白血症办理住院治疗,出院时带入压疮,骶尾部有一个 8 厘米×7 厘米Ⅲ期压疮,可见黄色脓性分泌物,中心黑色结痂;右脚后跟部有一个 2.5 厘米×2.5 厘米Ⅱ期压疮,右踝外侧有一个 1.5 厘米×1.5 厘米Ⅰ期压疮,换药时老人偶有抗拒心理。

任务要求:为黄奶奶进行Ⅰ期+Ⅱ期+Ⅲ期压力性损伤照护。请根据案例完成操作任务。要求用语言和非语言疏导老人的不良情绪,鼓励老人加强营养和床上康复锻炼,以增强战胜疾病、提高生活质量的信心。

工作任务分解与实施

一、压疮基本认知

1. 压疮的概述

压疮是指由于压力、剪切力或摩擦力而导致的皮肤、肌肉和皮下组织缺血、缺氧、营养不良而致的软组织溃烂和坏死,常发生在骨隆突处。一旦发生,不但疼痛难忍,而且细菌容易从伤口处入侵,造成伤口的感染,严重时可因继发感染引起败血症而危及生命。

2. 压疮发生的原因

(1) 局部长期受压,经久不改变体位,导致血液循环障碍而发生组织营养不良。见于不正确的半坐卧位或坐位、瘫痪、昏迷、年老体弱、消瘦、水肿及手术后不能自己移动体位者。

(2) 皮肤经常受潮湿及摩擦等物理因素的刺激,如大量汗液、大小便失禁、分泌物、呕吐物、衣服不平整、床单皱褶有碎屑、翻身时拖拉等,可导致皮肤角质层受损,抵抗力降低。

(3) 使用石膏绷带、夹板时,衬垫不当,松紧不适,致使局部组织血液循环障碍。

(4) 全身营养不良或局部组织供血不足和防病能力降低,都易导致压疮的发生,如长期发热及卧床等老年人。

3. 压疮分期及处理

根据压疮的发展过程,轻重程度不同,进行分期。

(1) 可疑深部组织损伤期,具体如下。

表现:皮下软组织受到压力或剪切力的损害,局部皮肤完整但出现颜色的改变如紫色或褐红色,或导致充血的水泡。与周围组织比较,这些受损的区域的软组织可能有疼痛、硬块、有黏糊状的渗出、潮湿、发热或冰冷等表现,可能会发展为被一层薄的焦痂覆盖。可疑深部组织损伤的压疮须在完成清创后才能准确分期。

处理措施:此期伤口即使接受最好的治疗,也可能会快速发展为深层组织的破溃。故处理目标是保护局部,防止继续受压,密切观察发展趋势。对无血疱、黑硬者,可使用泡沫敷料、水胶体敷料;有血疱、黑硬者,可剪去疱皮,根据渗出量情况选择敷料,可用泡沫敷料或水胶体敷料,并密切观察发展趋势。

(2) 淤血红润期（Ⅰ期），具体如下。

表现：局部皮肤受压或受潮湿刺激后，出现红、肿、热、麻木或触痛，有的无肿热反应。此期皮肤表面无破损情况，为可逆性改变。注意肤色较深者不易判断，可归为高危人群。

处理措施：应采取积极措施，防止局部继续受压，使之悬空，避免摩擦、潮湿等刺激，保持局部干燥，增加翻身次数。禁忌按摩，局部可使用透明薄膜、水胶体、赛肤润及泡沫敷料覆盖于骨突出处。

(3) 炎性浸润期（Ⅱ期），具体如下。

表现：部分皮层缺失伴随真皮层暴露；皮肤因水肿变薄而出现完整或破损的浆液性水疱；伤口床有活性、呈粉色或红色、湿润；脂肪及深部组织未暴露；无肉芽组织、腐肉、焦痂。

处理措施：重点是保护创面，避免感染。除继续加强Ⅰ期措施外，还要采取这些措施。①对未破的小水疱（直径小于0.5厘米），应保留水疱，减少摩擦，防感染，让其自行吸收。先按伤口消毒后，直接粘贴透气性薄膜敷料或泡沫敷料，水疱吸收后将敷料撕除。②对大水疱（直径大于0.5厘米），常规消毒皮肤，用无菌注射器抽出水疱内液体后（不剪表面），贴覆泡沫敷料，待水疱吸收后才将敷料撕除。如水疱直径较大，渗液多，或水疱反复出现，可在发现水疱后初次即完全去除水疱皮，彻底清洁，然后覆盖泡沫敷料。③血疱小于0.5厘米，观察。血疱大于0.5厘米，常规消毒皮肤，低位剪开，排除疱液或凝血块，保留疱皮，贴敷敷料，酌情加压包扎。④真皮层破损，首先用生理盐水清洗伤口及周围皮肤，以去除残留在伤口上的表皮破损的组织，然后根据伤口的渗液情况及基底情况可选择敷料（黄色期伤口可用水凝胶＋水胶体或泡沫敷料，红色期伤口可用水胶体或泡沫敷料），敷料更换间隔根据伤口的渗液情况确定换药次数。

(4) 溃疡期（Ⅲ期与Ⅳ期），具体如下。

Ⅲ期表现：全皮层缺损，可见皮下脂肪，但没有骨骼、肌腱或肌肉暴露，有腐肉，但未涉及深部组织，可有潜行和窦道。

Ⅳ期表现：全皮层缺损，伴有骨骼、肌腱和肌肉的暴露，伤口床可能会部分覆盖腐肉或焦痂，常常会有潜行和窦道，可能深及肌肉和（或）支撑组织（如筋膜、肌腱或关节囊）。感染向周围及深部扩展，可达骨骼，甚至引起败血症。

处理措施：Ⅲ期、Ⅳ期主要是要进行彻底清创，去除坏死组织，减少感染机会，准确地评估伤口、选择合适的伤口敷料促进愈合。①有焦痂（黑痂皮和黄痂皮）的伤口在没有去除焦痂时不能直接判断伤口的分期，一定要清除焦痂后才能判断，创面过于干燥或有难以清除的坏死组织时，用水凝胶进行自溶清创。水凝胶清创时在焦痂上用刀片画上V字样痕迹，以便于水凝胶的吸收，有利于焦痂溶解。焦痂开始溶解后，再配合采用外科清创的方法将焦痂和坏死组织清除，如有黑痂且伤口有红肿热痛的感染症状时，必须进行切开，将脓液引流出来和清除坏死组织。②伤口有黄色腐肉，渗液多的，处理创面时，使用高吸收的敷料，如水凝胶（清创）＋泡沫敷料。③红色期伤口，注意保护伤口，可选用藻酸盐＋泡沫敷料填充创面，再用纱布或封闭敷料覆盖。④有窦道、潜行，使用藻酸盐＋泡沫敷料填充或用亲水纤维＋泡沫或纱布处理。

(5) 难以分期的压疮，具体如下。

表现：全皮层缺损，伤口床被腐肉（黄色、棕褐色、灰色或褐色）和（或）焦痂（棕褐色、褐色或黑色）覆盖。只有腐肉和痂皮充分去除，才能确定真正的分期和深度，否则无法分期。

此时应清洁创面，祛腐生新，促其愈合，根据伤口情况给予相应处理。

处理措施：①对于溃疡较深、引流不畅者，应用质量百分比浓度为3%的过氧化氢溶液冲洗，以抑制厌氧菌的生长。②伤口处理与Ⅲ、Ⅳ期压疮方法相同。

二、为压疮老年人提供照护操作流程

1. 为Ⅰ期压疮老年人提供照护

操作视频（Ⅰ期）

步骤	操作流程及图解
工作准备	护理员准备： 1. 衣着整洁。 2. 用七步洗手法洗净双手，戴口罩。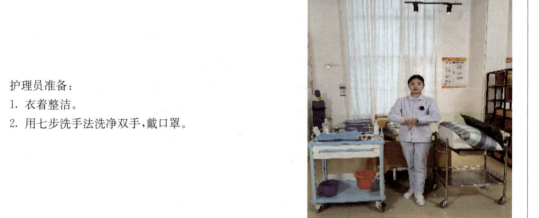 环境准备：环境安静整洁；温湿度适宜；关闭门窗，必要时用屏风遮挡。 物品准备： 1. 尺子、记录单、笔、体位垫。 2. 检查、确认无菌物品在有效期内，物品备齐。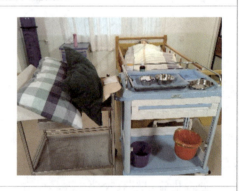 老年人准备：老人平卧于床。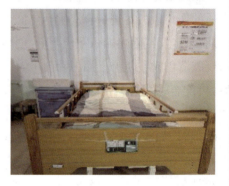
沟通解释评估	备齐用物进入老人居室，问好、自我介绍、友好微笑、称呼恰当、举止得体、礼貌用语，选择合适话题，自然开启话题等。 采用有效方法核对照护对象基本信息。 对老人进行综合评估： 1. 全身情况，如精神状态、饮食、二便、睡眠等。 2. 局部情况，如肌力、肢体活动度、皮肤情况等。 3. 特殊情况，针对具体情境可能存在的情况。

(续表)

步骤	操作流程及图解
关键操作技能（摆放体位）	1. 为老人介绍照护任务、任务目的、操作时间、关键步骤等。 2. 安抚老人情绪，介绍需要老人注意和配合的内容。 3. 询问老人对沟通解释过程是否存在疑问，是否愿意配合。 询问老人有无其他需求，环境和体位等是否舒适，询问老人是否可以开始操作。 1. 一手抬起老人头部，一手将枕头移至对侧。 2. 将老人双手交叉，近侧手放在对侧手上方；将老人双脚交叉，近侧脚放在对侧脚上方。 3. 一手放在老人肩颈部，一手放在老人腰臀部，将老人稍移向自己。 4. 再次向对侧用力，使老人翻至对侧。 5. 将体位垫放于老人背部支撑身体，以维持舒适安全的体位。
关键操作技能（查看皮肤变化并做出相应护理）	1. 从上至下依次查看后枕部、肩胛部、肘部、骶尾部、足跟部皮肤。 2. 观察皮肤完整度、皮肤颜色。 3. 正确判断Ⅰ期压疮：如果皮肤发红（非暗红色、非褐色或紫色），皮肤完整无破损，则可用手指按压红斑，没有变白。 4. 使用压疮测量尺测量压疮皮肤面积。

(续表)

步骤	操作流程及图解
	5. 为老人使用充气床垫,或采取局部减压的保护措施,使用合适的体位垫,使压疮局部悬空。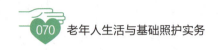
	6. 观察并询问老人是否舒适。
关键操作技能（整理用物）	1. 整理床单位。
	2. 协助老人穿好衣裤,避免皱褶,发现潮湿时及时更换。
	3. 按消毒隔离要求处理用物。
	4. 洗净双手。
健康教育	针对本次照护任务,在照护过程中进行注意事项的教育: 1. 防止局部长期受压。对有头发遮挡的枕骨粗隆、耳廓背面进行认真检查。侧卧位时需要观察被压侧的耳廓、肩部、髋部,以及膝关节的内外侧、内外踝部。 2. 照护过程中防止手表、指甲划伤老人的皮肤。老年人的指甲、趾甲应常修剪,以防自伤。便器等护理用具完好,不刮伤、蹭伤老人皮肤。 3. 鼓励老年人尽量做力所能及的活动,如下床、关节自主运动等,以促进血液循环,起到预防压疮的作用。 4. 侧卧位时需要观察的部位有被压侧的耳廓、肩部、髋部、膝关节的内外侧、内外踝部。
	在照护过程中结合老年人情况开展健康教育,如疾病预防和康复、健康生活方式等。要求如下: 1. 主题和数量合适。 2. 表达方式突出重点,逻辑清晰。 3. 结合主题提出措施或建议,每个主题不少于3条。 4. 语言简单易懂,适合老年人的理解能力。 5. 结合老年人的具体情况(如职业、性格、爱好、家庭等)。
评价照护效果	询问老年人有无其他需求、是否满意(反馈),整理各项物品。
	记录查看时间、皮肤异常部位、表现及面积,并报告医护人员。
	遵守感染控制和管理要求,包括废弃物处理、个人防护及手卫生等。

2. 为Ⅱ期压疮老年人提供照护

操作视频（Ⅱ期）

步骤	操作流程及图解
工作准备	护理员准备:1.衣着整洁;2.用七步洗手法洗净双手,戴口罩。
	环境准备: 环境安静整洁;温湿度适宜;关闭门窗,必要时屏风遮挡。

(续表)

步骤	操作流程及图解
	物品准备： 气垫床、棉垫、体位垫、碘伏、换药物品、无菌注射器、辅料或药物、压疮测量尺。 检查无菌物品在有效期内，物品备齐。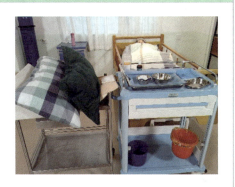
	老年人准备：老人平卧于床。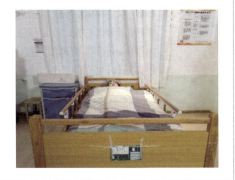
沟通解释评估	备齐用物进入老人居室，问好、自我介绍、友好微笑、称呼恰当、举止得体、礼貌用语，选择合适话题，自然开启话题等。
	采用有效方法核对照护对象基本信息。
	对老人进行综合评估： 1. 全身情况，如精神状态、饮食、二便、睡眠等。 2. 局部情况，如肌力、肢体活动度、皮肤情况等。 3. 特殊情况，针对具体情境可能存在的情况。
	1. 为老人介绍照护任务、任务目的、操作时间、关键步骤等。 2. 安抚老人情绪，介绍需要老人注意和配合的内容。 3. 询问老人对沟通解释过程是否存在疑问，并且愿意配合。
	询问老人有无其他需求，环境和体位等是否舒适，询问老人是否可以开始操作。
关键操作技能（摆放体位）	1. 一手抬起老人头部，一手将枕头移至对侧。
	2. 将老人双手交叉，近侧手放在对侧手上方；将老人双脚交叉，近侧脚放在对侧脚上方。
	3. 一手放在老人肩颈部，一手放在老人腰臀部，将老人稍移向自己。
	4. 再次向对侧用力，使老人翻至对侧。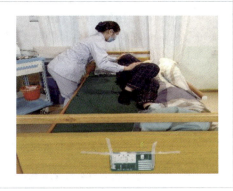

（续表）

步骤	操作流程及图解
	5. 将体位垫放于老人背部支撑身体，以维持舒适安全的体位。
关键操作技能（护理）	1. 查看皮肤变化并作相应护理。从上至下依次查看后枕部、肩胛部、肘部、骶尾部、足跟部皮肤。
	2. 观察发生压疮处的颜色、深度、组织形态、渗出液、周围的皮肤状况。
	3. 用生理盐水清洁局部。
	4. 若为小水疱（直径小于 0.5 厘米），清洁后可采用透明薄膜、水胶体、泡沫辅料覆盖；若为大水疱（直径大于 0.5 厘米），局部消毒后用无菌注射器从水疱的最下端抽出疱内液体，表面覆盖透明薄膜、薄水胶体；若水疱内再次出现较多液体，可在薄膜外消毒后直接穿刺抽液。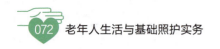
	5. 为老人使用充气床垫，或采取局部减压的保护措施，使用合适的体位垫，使压疮局部悬空。
关键操作技能（整理用物）	1. 整理床单位。
	2. 协助老人穿好衣裤，避免皱褶，发现潮湿时及时更换。
	3. 观察并询问老人是否舒适。
	4. 按消毒隔离要求处理用物。
	5. 洗净双手。
健康教育	针对本次照护任务，在照护过程中进行注意事项的教育： 1. 防止局部长期受压。对有头发遮挡的枕骨粗隆、耳廓背面进行认真检查。侧卧位时需要观察被压侧的耳廓、肩部、髋部，以及膝关节的内外侧、内外踝部。 2. 照护过程中防止手表、指甲划伤老年人的皮肤。老年人的指甲、趾甲应常修剪，以防自伤。便器等护理用具完好，不刮伤、蹭伤老年人皮肤。 3. 鼓励老年人尽量做力所能及的活动，如下床、关节自主运动等，以促进血液循环，起到预防压疮的作用。 4. 侧卧位时需要观察的部位有被压侧的耳廓、肩部、髋部、膝关节的内外侧、内外踝部。 5. 抽吸水疱和创面处理应注意无菌操作。
	在照护过程中结合老年人情况开展健康教育，如疾病预防和康复、健康生活方式等。要求如下： 1. 主题和数量合适。 2. 表达方式突出重点，逻辑清晰。 3. 结合主题提出措施或建议，每个主题不少于 3 条。 4. 语言简单易懂，适合老年人的理解能力。 5. 结合老年人的具体情况（如职业、性格、爱好、家庭等）。
评价照护效果	询问老年人有无其他需求、是否满意（反馈），整理各项物品。
	记录老年人皮肤异常部位表现及面积、处理方式及时间，并报告医护人员。
	遵守感染控制和管理要求，包括废弃物处理、个人防护及手卫生等。

3. 为Ⅲ期压疮老年人提供照护

步骤	操作流程及图解
工作准备	护理员准备：1.衣着整洁；2.用七步洗手法洗净双手，戴口罩。
	环境准备：环境安静整洁；温湿度适宜；关闭门窗，必要时用屏风遮挡。
	物品准备： 1. 无菌碗、消毒棉球、无菌镊子、止血钳、气垫床、棉垫、体位垫、碘酊、换药物品、无菌注射器、辅料或药物、压疮测量尺。 2. 检查、确认无菌物品在有效期内，物品备齐。
	老年人准备：老人平卧于床。
沟通解释评估	备齐用物进入老人居室，问好、自我介绍、友好微笑、称呼恰当、举止得体、礼貌用语，选择合适话题，自然开启话题等。
	采用有效方法核对照护对象基本信息。
	对老人进行综合评估： 1. 全身情况，精神状态、饮食、二便、睡眠等。 2. 局部情况，肌力、肢体活动度、皮肤情况等。 3. 特殊情况，针对具体情境可能存在的情况。
	1. 为老人介绍照护任务、任务目的、操作时间、关键步骤等。 2. 安抚老人情绪，介绍需要老人注意和配合的内容。 3. 询问老人对沟通解释过程是否存在疑问，是否愿意配合。
	询问老人有无其他需求，环境和体位等是否舒适，询问老人是否可以开始操作。
关键操作技能 （摆放体位）	1. 一手抬起老人头部，一手将枕头移至对侧。
	2. 将老人双手交叉，近侧手放在对侧手上方；将老人双脚交叉，近侧脚放在对侧脚上方。

操作视频（Ⅲ期）

(续表)

步骤	操作流程及图解
	3. 一手放在老人肩颈部,一手放在老人腰臀部,将老人稍移向自己。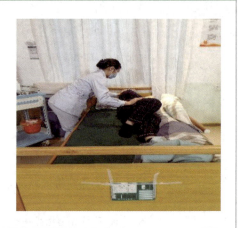
关键操作技能（护理）	1. 查看皮肤变化并作相应护理。协助老人取合适的体位,暴露压疮部位。 2. 戴手套,揭开伤口外层敷料,用止血钳取下内层敷料,若敷料粘连创面,用生理盐水蘸湿片刻再取下。 3. 观察发生压疮处的颜色、深度、组织形态、渗出液、周围的皮肤状况。 4. 用消毒棉球清洗创面,拭净分泌物、脓液等。用器械剪除坏死组织、痂皮等,以促进肉芽组织生长。选择敷料并固定（敷料大于伤口边缘2～3厘米为宜）,避免创面受压。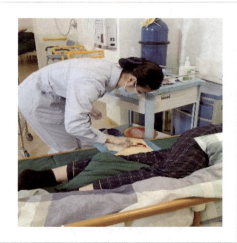 5. 根据渗出液多少决定换药间隔时间。 6. 增加翻身次数,避免局部过度受压。为老人使用体位垫,或采取局部减压的保护措施。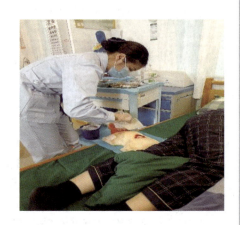
关键操作技能（整理用物）	1. 保证床单平整,无碎屑。 2. 使用合适的体位垫使压疮部位悬空,必要时使用泡沫敷料减压。 3. 观察并询问老人是否舒适。

(续表)

步骤	操作流程及图解
	4. 整理床单位。
	5. 协助老人穿好衣裤,避免皱褶,发现潮湿时及时更换。
	6. 洗净双手。
健康教育	针对本次照护任务,在照护过程中进行注意事项的教育: 1. 防止局部长期受压。对有头发遮挡的枕骨粗隆、耳廓背面进行认真检查。侧卧位时需要观察被压侧的耳廓、肩部、髋部,以及膝关节的内外侧、内外踝部。 2. 照护过程中防止手表、指甲划伤老年人的皮肤。老年人的指甲、趾甲应常修剪,以防自伤。便器等护理用具完好,不刮伤、蹭伤老年人皮肤。 3. 换药时,两把镊子不能混用,一把传递无菌敷料,一把接触伤口敷料。 4. 避免潮湿、按摩及排泄物的刺激,增加局部血液循环,增加营养的摄入。 在照护过程中结合老年人情况开展健康教育,如疾病预防和康复、健康生活方式等。
评价照护效果	询问老年人有无其他需求、是否满意(反馈),整理各项物品。
	记录老年人皮肤异常部位表现及面积、处理方式及时间。
	遵守感染控制和管理要求,包括废弃物处理、个人防护及手卫生等。

工作任务评价

工作任务评价的考核表扫码可查看,或至"复旦社云平台"(www.fudanyun.cn)下载。

考核表 3.5.1　　考核表 3.5.2　　考核表 3.5.3

任务 6　使用棉球或棉棒擦拭清洁口腔

学习目标

知识目标:熟悉常用的口腔清洁方法,熟悉棉球或棉棒清洁口腔技巧与注意事项。

能力目标:能使用棉球或棉棒擦拭,为老年人清洁口腔。

素质目标:尊老敬老,以人为本;爱岗敬业,吃苦耐劳;具有同情心和责任心。

工作任务描述

一般资料:李奶奶,75 岁,神志清楚,视物模糊,是失能老年人,有既往高血压史。因为高血压、脑梗死后遗症导致左侧肢体偏瘫而卧床多年,自己能够在床上翻身,精神欠佳。某日查房,老年人诉嘴巴很苦,舌头疼,不能吃饭,医护人员查看时检查口腔,发现口腔内有多处白色斑点和溃疡,并且有异味。

任务要求:改善李奶奶的口腔问题。

工作任务分解与实施

世界卫生组织有关老年人口腔健康有"8020 标准",是指 80 岁以上的老年人应保持有 20 颗以上牙齿,牙齿清洁,无龋齿,无疼痛感,牙龈色泽为正常的粉红色,无出血现象。

成人的口腔内存在一定量的细菌和微生物,当健康状况良好时,饮水、漱口、刷牙等活动对这些细菌和微生物可起到一定的清除与抑制作用。失能老年人由于饮水和进食减少,唾液分泌减少,机体抵抗力下降,对口腔内细菌和微生物的清除杀灭能力下降。进食后,食物残渣滞留口腔内,适宜的温度、湿度使细菌和微生物易于在口腔内大量繁殖,引起口腔内局部炎症、溃疡、口臭及其他并发症。因此,照护人员协助失能老年人进行口腔清洁很有必要。

一、常用口腔清洁方法

(1)能自理半自理的老年人可通过漱口、刷牙的方法清洁口腔;(2)不能自理的老年人需要照护人员协助老年人清洁口腔,可采用棉球、棉棒擦拭。

二、使用棉球擦拭清洁口腔操作流程

操作视频
(棉球)

步骤	操作流程及图解
工作准备	护理员准备:服装整洁,洗净双手,戴帽子、口罩。
	环境准备:环境整洁,温湿度适宜。
	物品准备:手电筒、漱口杯1个、吸管1根、压舌板、毛巾1条、弯盘或治疗碗1个、止血钳、镊子、棉球16~20个、温水或生理盐水,必要时备润唇油1支。
	老年人准备:协助老人平卧于床上。
沟通解释评估	对老人进行综合评估: 1. 全身情况,如精神状态、饮食、二便、睡眠等。 2. 局部情况,如肌力、肢体活动度、皮肤情况、口腔情况等。 3. 特殊情况,针对本情境可能存在的情况。
	1. 为老人介绍照护任务、任务目的、操作时间、关键步骤等。 2. 介绍需要老人注意和配合的内容。 3. 询问老人对沟通解释过程是否存在疑问,并且愿意配合。 4. 询问老人有无其他需求,环境和体位等是否舒适,询问老人是否可以开始操作。
关键操作技能	1. 取合适体位: (1)协助老人取头部右侧位,铺干净毛巾,遮盖老人前胸及右侧颌下。 (2)取弯盘摆放于老人右侧下颌角处。

（续表）

步骤	操作流程及图解
	2. 检查口腔： （1）检查口腔黏膜有无出血，有无溃破。 （2）检查方法正确、全面。 （3）注意沟通及老人反应。
	3. 清洁口腔： （1）清点治疗碗内棉球 16 个，取温水或生理盐水将治疗碗内棉球浸湿。 （2）污物盘摆放在合适位置。 （3）用镊子夹棉球，在污物碗上方拧干。 （4）用第一个棉球湿润口唇，放入污物碗内。 （5）注意污染棉球不得跨过清洁区。 （6）依次擦拭老人对侧牙齿外侧面—上内侧—上咬合面—下内侧—下咬合面。 （7）用同法依次擦洗近侧牙齿外侧面—上内侧—上咬合面—下内侧—下咬合面。 （8）用压舌板分别撑开对侧和近侧面颊部，分别用两个棉球弧形擦洗双侧面颊部。 （9）"之"字形擦洗硬腭，横擦舌面，"U"形擦洗舌下。 （10）擦拭手法正确、轻柔。 （11）擦拭应全面认真、仔细。 （12）擦洗时，棉球不可过湿，防止多余水分流入老人咽部，引起老人呛咳。 （13）每次张口擦拭时间不可过长，以 20～25 秒为限。 （14）擦拭上腭和舌面，位置不可太深，避免老人发生恶心、呕吐。 （15）注意老人反应并沟通交流。
	4. 检查： （1）嘱老人再次张口，观察口腔是否擦拭干净，牙龈应无出血。 （2）清点棉球 16 个，擦洗前后数量相等。 （3）撤去弯盘，用毛巾或餐巾纸擦干口周及面部水渍。 （4）撤掉毛巾，涂润唇膏。
健康教育	针对本次照护任务，在照护过程中进行注意事项的教育： 1. 棉球应拧干其中的水分，以免与牙齿接触后，漱口水挤出流入气管引起呛咳。 2. 棉球只可使用一次，不可反复蘸取漱口水使用。 3. 未擦拭干净的部位，应另取一个棉球重新擦拭。 4. 擦拭上腭及舌面时，位置不可以太靠近咽部，以免引起恶心、不适。 5. 老年人每次张口时间不宜太久，以 20 秒以内为宜。 6. 为老年人擦拭完口腔后应再次进行检查，防止棉球遗漏在口腔内。 在照护过程中结合老年人情况开展健康教育，如疾病预防和康复、健康生活方式等。

(续表)

步骤	操作流程及图解
评价照护效果	询问老年人有无其他需求、是否满意(反馈),整理各项物品。
	记录完整准确。
	遵守感染控制和管理要求,包括废弃物处理、个人防护及手卫生等。

三、使用棉棒擦拭清洁口腔操作流程

操作视频（棉棒）

步骤	操作流程及图解
工作准备	护理员准备:服装整洁,洗净双手,戴帽子、口罩。 环境准备:环境整洁、温湿度适宜。 物品准备: 手电筒、漱口杯1个、吸管1根、压舌板、毛巾1条、弯盘或治疗碗1个、无菌棉棒、温水或生理盐水,必要时备润唇油1支。 老年人准备: 协助老人平卧于床上。
沟通解释评估	对老人进行综合评估: 1. 全身情况,如精神状态、饮食、二便、睡眠等。 2. 局部情况,如肌力、肢体活动度、皮肤情况、口腔情况等。 3. 特殊情况,针对本情境可能存在的情况。 1. 为老人介绍照护任务、任务目的、操作时间、关键步骤等。 2. 介绍需要老人注意和配合的内容。 3. 询问老人对沟通解释过程是否存在疑问,并且愿意配合。 4. 询问老人有无其他需求,环境和体位等是否舒适,询问老人是否可以开始操作。
关键操作技能	1. 取合适体位: (1) 协助老人取头部右侧位,铺干净毛巾,遮盖老人前胸及右侧颌下。 (2) 取弯盘摆放于老人右侧下颌角处。 2. 检查口腔: (1) 检查口腔黏膜有无出血,有无溃破。 (2) 检查方法正确、全面。 (3) 注意沟通及老人反应。 3. 清洁口腔: (1) 取数根棉棒,将棉头部分浸于漱口杯内的溶液中。每次取一根棉棒,在漱口杯的内壁挤压至不滴水。 (2) 擦拭老人口唇。 (3) 擦拭方向为由臼齿向门齿方向拭,每个棉棒擦拭一个部位。 (4) 擦拭牙齿的方法如下:口腔中上下牙齿的左右两侧,每个外侧面、内侧面及咬合面均应擦拭干净。

(续表)

步骤	操作流程及图解
	（5）擦拭牙齿外侧面（颊侧）。叮嘱老人闭合上下牙齿，一手使用压舌板撑开一侧颊部，另一手持棉棒纵向擦拭牙齿外侧。用同样的方法擦拭另一侧牙齿。 （6）擦拭牙齿内侧面（舌侧）。叮嘱老人张口，上牙由上向下，下牙由下向上擦拭。更换棉棒时，老人不必保持张口姿势，避免劳累。 （7）擦拭牙齿咬合面。叮嘱老人张口，用棉棒呈螺旋形擦拭。更换棉棒时老人不必保持张口姿势，避免劳累。 （8）擦拭颊部。叮嘱老人张口，取棉棒自老人颊部内侧上部向下清除食物残渣。用同样的方法擦拭另一侧。 （9）分别擦拭上腭、舌面。叮嘱老人张口，由内向外擦拭。 （10）擦拭舌下。叮嘱老人张口抬舌，擦拭舌下，并检查口腔是否擦拭干净。
	4. 检查： （1）嘱老人再次张口，观察口腔是否擦拭干净，牙龈应无出血。 （2）撤去弯盘，用毛巾或餐巾纸擦干口周及面部水渍。 （3）撤掉毛巾，涂润唇油。
健康教育	针对本次照护任务，在照护过程中进行注意事项的教育： 1. 棉棒应拧干其中的水分，以免与牙齿接触后，漱口水挤出流入气管引起呛咳。 2. 棉棒只可使用一次，不可反复蘸取漱口水使用。 3. 未擦拭干净的部位，应另取一个棉棒重新擦拭。 4. 擦拭上腭及舌面时，位置不可以太靠近咽部，以免引起恶心、不适。 5. 对情况不稳定、不配合的老年人，应慎用棉棒清洁，避免其咬住棉棒，致棉棒上的棉球脱落或棉棒杆断裂，发生意外事故。 6. 老年人每次张口时间不宜太久，以20秒以内为宜。 7. 为老年人擦拭完口腔后应再次进行检查，防止棉棒上的棉球遗漏在口腔内。
	在照护过程中结合老年人情况开展健康教育，如疾病预防和康复、健康生活方式等。
评价照护效果	询问老年人有无其他需求、是否满意（反馈），整理各项物品。
	记录完整准确。
	遵守感染控制和管理要求，包括废弃物处理、个人防护及手卫生等。

工作任务评价

工作任务评价的考核表扫码可查看，或至"复旦社云平台"（www.fudanyun.cn）下载。

考核表 3.6.1

考核表 3.6.2

项目四 睡眠照护

任务1 老年人睡眠状态及影响因素的评估

学习目标

知识目标：掌握影响老年人睡眠的环境因素。

能力目标：能分析出影响老年人睡眠的环境问题；能提出针对性的照护措施改善老年人的睡眠。

素质目标：具有较好的沟通协调与关怀能力，以及耐心细致的工作作风。

工作任务描述

一般资料：李奶奶，70岁，昨日入住养老院，今日白天查房发现她精神欠佳，情绪低落，卧床休息。李奶奶自诉卧室睡眠环境较差。

任务要求：识别影响李奶奶入睡的环境因素，并提出改善环境的建议。

工作任务分解与实施

一、影响老年人睡眠的环境因素

1. 室内安静，光线柔和

关好门窗，减少噪音，保持室内安静。根据老年人喜好选用遮光性较好的窗帘，适当开启地灯。

2. 室内空气清新

每日早晚开窗通风换气。清除室内异味及污浊空气，使老年人感觉呼吸顺畅。

3. 室内温湿度适宜

根据季节选择空调或取暖设备。夏季室温保持在25～28摄氏度为宜，冬季室温保持在20～22摄氏度为宜，相对湿度在50%～60%为宜。

4. 床铺干净整洁舒适

床铺根据老年人身高调节高度，根据季节调整被褥厚薄，枕头根据老年人喜好调节软硬和高度。

二、老年人睡眠状态及影响因素的评估操作流程

步骤	操作流程及图解
工作准备	护理员准备：1.衣着整洁，无长指甲；2.洗净并温暖双手。
	物品准备：笔、记录单。资料准备：事先查阅照料记录，了解李奶奶近期睡眠状况。
沟通解释	沟通： 护理员认真与老人沟通，详细了解老人以往睡眠环境、睡眠习惯等。如下列情境： 走进李奶奶房间，与李奶奶打招呼。 护理员："李奶奶，最近看您没怎么参加小组活动，有什么不舒服吗？我刚一进来，感觉房间温度有点高呀。"

(续表)

步骤	操作流程及图解
	李奶奶:"是啊,昨晚都没有休息好。房间太热了,我就把窗户打开了睡,可是外面的声音又很吵。而且夜里还感觉口很干,经常要起来喝水。床和家里的也不同,感觉比家里的硬多了,睡得很不舒服。"
评估	评估: 护理员认真评估老人居室环境,并与老人以往睡眠环境进行对比分析,找出影响睡眠的环境因素。 具体有: 1. 检查室内温湿度,显示温度为30摄氏度,相对湿度为40%。经检查,发现空调的设定值为30摄氏度。 2. 窗外不远处有条大马路,夜间隐约可听到汽车的轰鸣声,同时有工地在施工。关闭门窗,声音明显减弱。 3. 按压床铺感觉软硬适中,但李奶奶身材略显消瘦。
改善建议	提出改进建议,协助老年人改善睡眠环境,并观察改进措施的有效性。具体有: 1. 调整空调温度数值设定,调整室内温度。放置加湿器提高室内湿度。 2. 夜间关闭门窗,减少室外噪声的影响,同时也可避免起夜受凉。 3. 更换更柔软的床褥或者增加一层床褥,提高床铺舒适度。

工作任务评价

工作任务评价的考核表扫码可查看,或至"复旦社云平台"(www.fudanyun.cn)下载。

考核表 4.1.1

任务 2　为老年人布置睡眠环境

学习目标

知识目标:了解老年人的生理睡眠特点。

能力目标:熟悉营造老年人睡眠环境并做好睡眠准备的具体方法。

素质目标:具有较好的沟通协调与关怀能力,以及耐心细致的工作作风。

工作任务描述

一般资料:王奶奶,78岁,高血压史十年,高校退休老师。昨日入住某养老院,入院时左侧肢体偏瘫,右侧肌力正常。王奶奶自述对环境感到陌生,并且有些认床。

任务要求:为王奶奶布置睡眠环境。

工作任务分解与实施

一、概述

充足的睡眠可以消除疲劳,保护人脑神经细胞的生理功能,稳定神经系统平衡,延缓衰老。老年人的睡眠质量随着年龄的增长和身体功能的衰退而下降。照护人员应根据老年人的睡眠特点调整其睡眠习惯,营造适宜的睡眠环境,协助老年人满足睡眠条件,将有效改善老年人睡眠质量,有助于促进老年人身心健康和疾病的康复。

二、老年人的生理睡眠特点

1. 睡眠间断

随着年龄的增加,50岁以上的人夜间睡眠间断易出现,大约有50%的老年人会出现30分钟的睡眠间断。

2. 床上时间延长

65岁以上的老年人床上时间逐渐延长。由于睡眠的生理节律分布发生变化,睡眠能力降低,老年人花更多的时间躺在床上,非常容易受到声、光、温度等外界因素以及自身老年病症状的干扰,使夜间睡眠变得断断续续,醒后难以再入睡或出现早醒,实际睡眠减少。

3. 睡眠时间缩短

60~80岁的健康老年人就寝时间平均为7~8小时,但睡眠时间平均为6~7小时。

三、老年人的睡眠环境与条件要求

老年人睡眠环境是指老年人睡眠的居室环境。居室环境包括八项内容:位置、墙壁和窗帘颜色、声音、光线、温度、湿度、通风及其他妨碍睡眠的因素(如蚊虫等)。睡眠条件有衣着、睡眠卫生等。

1. 室内环境的温度、湿度

老年人体温调节能力差,一般来说人睡觉时室内温度在20~24摄氏度最为适宜,但又随四季发生变化,温度也有所改变:春季在19~22摄氏度,夏季在25~28摄氏度,秋季在22~24摄氏度,冬季在20~22摄氏度。相对湿度四季均控制在50%~60%。

2. 声光及色彩

声光对睡眠的影响不容置疑。老年人睡眠容易受光线的影响,居室环境也要保持安静。老年人视觉适应力下降,光线过暗会造成看不清周围景物而发生跌倒坠床等安全问题。夜间应有适当的照明设施,如夜灯或地灯。色彩在一定程度上影响心情和睡眠,尤其卧室的色彩对睡眠十分重要。一般来说,柔和暖色调的墙壁能给人睡眠的心理暗示,这样会有一种宁静、优雅、舒适的感觉,使人睡意加浓。

3. 通风

老年人睡前,卧室应适当通风换气,避免空气浑浊或异味影响睡眠。通风可调节室温并降低室内细菌数量,减少疾病发生几率。居室要经常通风以保证室内空气新鲜。

4. 老年人居室内的设备

室内设备应简单实用,靠墙摆放,家具的转角应尽量选择弧形,以免夜间碰伤起夜的老年人。

5. 卫生间

卫生间应靠近卧室,卫生间内设置坐便器并设有扶手,地面铺防滑砖。叮嘱老年人上床前排空大小便,避免和减少起夜造成对睡眠的影响。对于不能自理的老年人,在睡前将所需物品放置于适宜位置,如水杯、痰桶、便器等。

6. 衣着方面

选用质地轻软、穿着舒适、易清洗的面料。给一些身体功能较低下的老年人裁制新衣时,要考虑到容易穿脱、方便、安全。根据一些特殊要求制作特殊的衣服,如有溃疡病者,冬天会感到上腹部凉,可用绒布制作紧身背心或肚兜来保暖,以减少溃疡病发作。

7. 睡眠卫生

保持口腔卫生,每日数次刷牙漱口,有义齿的老年人要经常清洁义齿,夜间睡眠时摘下;晨起时主动咳嗽有利于支气管和肺泡的扩张,有防止肺部感染的作用;晨起饮一杯温开水。

四、为老年人布置睡眠环境操作流程

步骤	操作流程及图解
工作准备	护理员准备:1.衣着整洁;2.用七步洗手法洗净双手,戴口罩。
	环境准备:1.环境安静整洁;2.温湿度适宜。
	物品准备:根据季节备床褥、棉被、毛毯等,必要时备3~5个软枕或体位垫。
	老年人准备:老人洗漱好,排大小便完毕,做好睡前心理准备。
沟通解释评估	敲门问好、自我介绍、友好微笑、称呼恰当、举止得体、礼貌用语,选择合适话题,自然开启话题等。
	采用有效方法核对照护对象基本信息。
	对老人进行综合评估: 1. 全身情况,如病情、用药史、睡眠习惯等。 2. 局部情况,如评估老人肢体活动度,身体有无留置管道,有无睡前用药,有无身体不适等。
	1. 为老人介绍照护任务、任务目的、操作时间、关键步骤等。 2. 安抚老人情绪,介绍需要老人注意和配合的内容。 3. 询问老人对沟通解释过程是否存在疑问,是否愿意配合。
	询问老人有无其他需求,环境和体位等是否舒适,询问老人是否可以开始操作。

(续表)

步骤	操作流程及图解
关键操作技能	1. 布置环境： （1）关闭门窗，拉好窗帘。 （2）确认温湿度适宜老人入睡。 （3）放下床挡，检查床褥厚薄适宜并铺平，展开盖被，"S"形折叠对侧或床尾，拍松枕头。 （4）确认无其他影响睡眠的因素，包括但不限于噪音。 （5）操作中注意语言合理，方法正确（安全、科学、规范、有效、节力、尊重）。 2. 体位转移： （1）打开刹车，推轮椅至床边，呈30～45度夹角，刹车。 （2）取下支撑老人身体的软垫，放下脚踏板，让老人双脚着地，打开安全带。 （3）协助老人坐到轮椅前方便站立的位置。 （4）协助老人站立，方法正确。 （5）协助老人坐在床边，方法正确。 （6）嘱老人右手掌按住床面，身体稍微向右倾斜，帮助老人向右旋转，使老人慢慢仰卧于床上。 （7）嘱老人右手掌按压床面，右下肢屈曲，右脚掌撑住床面，尽力用健侧肢体带动患侧肢体向床的左侧移动，平卧于对侧的床边位置。 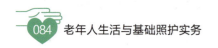 （8）帮助老人整体翻身向右侧，侧卧于床中间位置。 （9）取软枕垫于老人后面肩背部，固定体位，并在身体合适位置使用软枕。 （10）操作中注意应用老人自身力量。 （11）操作中有安全意识。 （12）操作中注意观察老人反应。 （13）操作中注意动作轻柔稳妥，注意与老人沟通交流。 （14）操作中注意保护患侧肢体。 3. 整理床铺： （1）整理床铺平整、舒适。 （2）盖好盖被，折好被筒，支起床挡，检查床挡安全。
健康教育	针对本次照护任务，在照护过程中进行注意事项的教育： 1. 照护人员与老年人沟通时态度应诚恳、认真，多使用开放式的询问方式。 2. 认真倾听主诉，观察老年人居室环境是否存在影响睡眠的因素。 3. 照护人员提出的改进建议应尊重老年人的生活习惯，并结合老年人的特点，切实可行。

(续表)

步骤	操作流程及图解
健康教育	4. 心理压力常会导致出现异常睡眠,照护人员应注意观察,及时与老年人谈心,多陪伴、多倾听,使其心理压力得以疏导,减轻对健康的影响。 5. 净化空气时要注意保暖,避免老年人受凉,可以在室内无人时开窗通风。如果室内有不能起床的老年人,可以用被单、毛毯等物品遮挡老年人,避免对流风直接吹在老年人身上。 6. 对服用安眠药的老年人要密切注意观察药物反应,发现异常及时报告医生,并注意对老年人日常生活的安全照顾,以防发生意外。
	在照护过程中结合老年人情况开展健康教育,如疾病预防和康复、健康生活方式等。要求如下: 1. 主题和数量合适。 2. 表达方式突出重点,逻辑清晰。 3. 结合主题提出措施或建议,每个主题不少于3条。 4. 语言简单易懂,适合老年人的理解能力。 5. 结合老年人的具体情况(如职业、性格、爱好、家庭等)。
评价照护效果	询问老年人有无其他需求、是否满意(反馈),整理各项物品。
	记录老年人的睡眠情况。
	遵守感染控制和管理要求,包括废弃物处理、个人防护及手卫生等。

工作任务评价

工作任务评价的考核表扫码可查看,或至"复旦社云平台"(www.fudanyun.cn)下载。

考核表 4.2.1

任务3 照料睡眠障碍老年人入睡

学习目标

知识目标:掌握改善老年人睡眠障碍的照护措施和方法。
能力目标:能分析出老年人睡眠的问题;能提出针对性的照护措施改善老年人的睡眠。
素质目标:具有较好的沟通协调与关怀能力,以及耐心细致的工作作风。

工作任务描述

一般资料:李奶奶,70岁,患糖尿病、高血压10年,近一年出现入睡困难、多梦、早醒的情况。上午困乏,不愿意起床活动,头晕心烦,下午能够从事少量活动。

任务要求:照料李奶奶入睡。

工作任务分解与实施

老年人容易出现睡眠维持困难、总睡眠时间减少、夜间觉醒增加、对外界刺激的敏感度增高等现象。因此,老年人更容易出现睡眠障碍。

一、睡眠障碍

睡眠障碍是指睡眠质及量的异常以及睡眠中出现异常行为,是睡眠和觉醒正常节律性交替紊乱的表现。由于睡眠障碍,造成老年人晚上不能安眠,长期服用催眠药,白天极度困乏、注意力不集中、记忆力下降、精神抑郁、生活质量下降。老年人常见睡眠障碍有以下两种。

1. 失眠

是最常见的睡眠障碍,包括入睡困难、过早觉醒、通宵不寐等。

(1) 入睡困难:上床后辗转反侧不能入睡。

(2) 过早觉醒:虽易入眠,但睡得很浅,时常觉醒;或是凌晨早醒,入睡很容易,但常于凌晨过早醒来,以后就再也不能入睡,以致引起心情焦躁。

(3) 通宵不寐:焦虑不安,精神倦怠。长此以往可发展成神经官能症,严重者还可发生精神障碍。白天有精神疲惫、头昏眼花、头痛等症状出现。原因涉及环境因素、生理因素、心理社会因素、躯体疾病、精神疾病、药物因素等多方面。

2. 睡眠障碍性呼吸

也称睡眠性呼吸暂停,表现为睡眠期间经历完全呼吸停止或呼吸减弱,会导致反复觉醒、夜间低氧血症。标志性症状包括打鼾、白天过度嗜睡;其他症状有:失眠、夜间迷糊、白天认知功能损害。危险因素有:高龄、肥胖、使用镇静性药物、饮酒、家族史、吸烟、上呼吸道结构不良。

二、老年人睡眠障碍的照料方法

(1) 适当调整睡眠时间。

(2) 睡前热水泡脚,以促进血液循环、缩短入睡时间。

(3) 睡前勿进食,不喝咖啡和酒。

(4) 协助老年人睡前排便,少饮水。

(5) 为老年人布置好睡眠环境。

(6) 协助老年人按时服药。

(7) 对于卧床的老年人,应加强巡视,定时为老年人翻身,摆放舒适体位。

(8) 发现老人有嗜睡或睡眠呼吸暂停等情况时,应及早报告,尽快就医。

三、照料睡眠障碍老年人入睡操作流程

操作视频

步骤	操作流程及图解
工作准备	护理员准备:1.衣着整洁,无长指甲;2.洗净并温暖双手。
	环境准备:1.环境安静整洁;2.温湿度适宜。
	物品准备:根据气候备棉被、床褥、毛毯等。
	老年人准备:老人能理解配合。

(续表)

步骤	操作流程及图解
沟通评估解释	1. 沟通。护理员认真与老年人沟通，详细了解老年人睡眠障碍的表现、睡眠习惯等。情境如下： （1）护理员携带记录单、笔，轻敲房门，走进李奶奶房间。 （2）护理员："李奶奶，我感觉您这两天白天都没精神啊。来院一周了，还习惯吗？睡觉怎么样？有什么需要帮助的吗？" 李奶奶："这里环境好，和同屋的张奶奶也相处得不错。就是刚换地方有点不习惯。另外我这高尿酸导致的痛风，晚上腿疼，翻身也不太方便。我习惯早睡早起但这两天同屋的张奶奶有点感冒，晚上咳得厉害，总是起来开灯、喝水。总之我最近睡得不大好。" 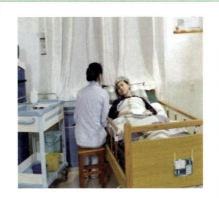 护理员："李奶奶，您觉得这屋里温度怎么样？晚上冷不冷啊？" 李奶奶："不冷，我觉得这温度还可以的。" 护理员："晚上关窗户了吗？床睡得还舒服吗？" 李奶奶："白天我都会开窗透气，晚上睡前也有关窗户的习惯。床还挺舒服的，没有出现认床的现象。" 护理员："李奶奶，您觉得还有其他什么是影响您晚上睡眠的吗？" 李奶奶："好像就是这些了。" 护理员："好的，李奶奶，您先别着急，您说的啊，我都记下来了，一会回去给您分析分析，想想解决的办法好吗？" 李奶奶："好的，谢谢你了。" 护理员："不客气！" 2. 分析。根据老年人的表现确定其睡眠障碍的类型，并明确引起睡眠障碍的原因。根据李奶奶的表现及主诉，明确引起睡眠障碍的原因如下： （1）刚来院一周，环境尚未完全适应。 （2）患有高尿酸，引发关节夜间疼痛。 （3）夜间自行翻身困难，长时间处于同一种卧姿，易造成肌肉疲劳疼痛。 （4）同室老人受凉咳嗽，夜间开灯、饮水，干扰其睡眠。
采取措施	根据原因和老人身体状况选用不同的适合老年人睡眠障碍的照料方法。具体如下： （1）安慰、体贴李奶奶，使老人感受温暖，尽快熟悉并适应环境。 （2）李奶奶患有高尿酸引发关节疼痛，夜间疼痛难忍，影响睡眠。遵医嘱咐其按时服药以减轻病痛。 （3）在寒冷季节适当通风后应关闭窗户，夜间加强巡视，检查李奶奶睡眠情况，注意并做到说话轻、走路轻、关门轻、操作轻。房间内开地灯。 （4）夜间查房协助李奶奶翻身，保持舒适体位。 （5）同室老人若患病，应积极治疗，必要时协助调整床位。 护理员："李奶奶，您睡不好的原因我大概了解了。根据您的情况想了一些办法，您看这些办法行不行？" 李奶奶："好啊，都是些什么办法？" 护理员："我知道您刚换地方来到咱们院会有些不适应，毕竟是到了一个陌生的环境。这样，白天我有空就来陪您聊天，带您到外面去做活动，多认识几个朋友，这样晚上也有助于睡眠。您的治疗高尿酸的药物我会按时叮嘱您吃避免漏服。我们把您的情况做了交班，大家都很关心您，您放心，晚上我们会为您布置好睡眠环境，也会加强对您的巡视的。夜里您翻身不便，您一定要和夜班查房的同事说，大家都会协助您翻身的。天气凉的时候，您觉得房间温度低，咱们就通风换气后早点儿关窗。同屋张奶奶已经在遵医嘱服用感冒药了，这两天应该就会有好转，咱们再看看情况，我看您和张奶奶相处得也蛮合得来的，我们也会看护张奶奶尽快好起来。如果张奶奶还是长时间晚上咳嗽，我们再想其他办法，避免干扰您睡眠。咱们先这样试试，随时调整，您看这样行吗？" 李奶奶："谢谢，挺好的，先这样试试吧。"
改进	护理员与老年人沟通，了解睡眠的改善情况及采取措施的有效性，提出改进方法。

工作任务评价

工作任务评价的考核表扫码可查看,或至"复旦社云平台"(www.fudanyun.cn)下载。

考核表 4.3.1

任务 4　指导老年人改变不良睡眠习惯

学习目标

知识目标:掌握老年人良好睡眠习惯和改善方法。

能力目标:能分析出老年人不良睡眠习惯;能提出针对性的改善建议。

素质目标:具有较好的沟通协调与关怀能力,以及耐心细致的工作作风。

工作任务描述

一般资料:李奶奶,70岁,患有糖尿病、高血压10年,入住养老院1个月,护理员发现李奶奶白天不喜欢参加活动,总是打瞌睡。晚上爱看电视,也很精神。喜欢喝茶。

任务要求:指导李奶奶改变不良睡眠习惯。

工作任务分解与实施

一、老年人形成良好的睡眠习惯的方法

(1) 每天按时起床、按时就寝,午睡30～60分钟。

(2) 每天按时进餐,晚餐不宜过饱,不食用兴奋性的食物和饮料。

(3) 睡前洗漱,排空大小便,少饮水。

(4) 睡前着宽松睡衣,适当做放松活动。

(5) 睡前不看刺激性的书报和电视。

二、改善影响老年人睡眠不良习惯的方法

(1) 确立并维持老年人的生活节奏。

(2) 适当的社会和体育活动。

(3) 做好睡前准备工作:舒适的睡眠用品、安静温馨的睡眠环境,睡前不看刺激性书报和电视,不喝兴奋性饮料,热水泡脚促进睡眠。

(4) 取舒适、自然和放松的睡眠姿势。

三、指导老年人改变不良睡眠习惯注意事项

（1）要耐心、主动与老年人沟通，认真听取老年人的诉说。

（2）采取的措施切实可行，适合老年人的特点。

（3）随时了解老年人不良睡眠习惯改变情况，循序渐进，不能急于求成。

四、指导老年人改变不良睡眠习惯操作流程

步骤	操作流程及图解
工作准备	1. 老年人居室安静整洁，温湿度适宜。 2. 着装整洁，洗净双手。 3. 准备记录单、笔。
沟通解释评估	1. 沟通，情境如下。 （1）携带记录单、笔，轻敲房门，走进李奶奶的房间。 （2）与李奶奶面对面坐好，认真与她交谈，详细了解李奶奶的睡眠习惯、个人爱好及活动情况等。 护理员："李奶奶，现在是上午十点多，您怎么在打盹啊？您来院这段时间感觉还习惯吗？" 李奶奶："感觉有点困了！" 护理员："我一进房间看您开着电视，看您还挺喜欢看电视的。" 李奶奶："是啊，退休这几年没事，平时就爱看电视剧来打发时间了，这谍战片拍得精彩我喜欢看，剧情波荡起伏，看完一集还想看一集，每天都看到深夜，白天再补觉，习惯了。" 护理员："您这房间满屋茶香，喝茶多久了？" 李奶奶："快40年了，现在是越喝越浓了，茶叶少了没味儿。" 护理员："李奶奶，人们都说早睡早起身体好，您怎么看？" 李奶奶："我也知道。可都这么些年了，改不了了，也不想改了。" 护理员："李奶奶，早睡早起，就有更多的时间锻炼，活动筋骨，精力就更充沛。起得晚，一会儿就到中午吃饭时间了，饭后又该午休了，活动的时间实在不多啊，这对身体也不利。咱们一起分析分析怎么一点儿一点儿改变，尽量调整到一个更合理的作息时间，这样对您的身体也更有利，您看这样行吗？" 2. 评估。根据李奶奶的表现及沟通情况，确定存在以下睡眠不良习惯： （1）下午及睡前饮浓茶。 （2）睡前长时间看电视。 （3）白天起床较晚。
帮助指导	和老人共同讨论采用适合的方法帮助指导其改变不良习惯，情境如下。 护理员与李奶奶确认存在的不良睡眠习惯，得到李奶奶的认同，共同讨论改变不良习惯的方法。向李奶奶讲解良好睡眠习惯对身体健康的意义以及糖尿病、高血压、冠心病与活动及睡眠的关系。 护理员："李奶奶，早睡早起身体好咱们都是知道的，从今天开始，咱们爱喝茶就上午喝，下午饮用白开水，白开水对人体也是十分有益的，这样不会因为太晚饮茶使神经兴奋，您看可以吗？" 李奶奶："我试试吧！" 护理员："好的，不急，慢慢来。今晚就少看一会儿电视，提前1小时关上电视，这样会使大脑停下来休息，特别是睡前如果看太跌宕起伏的剧情，会让大脑处于一个兴奋的状态，这样也不利于您睡眠。睡前您再泡泡脚，促进血液循环，有利于睡眠。您试试看，好吗？实在喜欢看电视，咱们就白天多看，晚上尽量静养，您说呢？" 李奶奶："好，今晚早点儿睡试试看。" 护理员："太好了。明天早上我给您叫早，早起的好多爷爷奶奶做操，练八段锦和太极拳，您也可以试试，他们都说做了特有精气神。" 李奶奶："你说的还挺让人心动，就这么办。"
改进	护理员与老年人沟通，了解睡眠的改善情况及采取措施的有效性，提出改进方法。

工作任务评价

工作任务评价的考核表扫码可查看,或至"复旦社云平台"(www.fudanyun.cn)下载。

考核表 4.4.1

工作领域二

基础照护

项目五 体征观测

任务1 为老年人测量体温（水银体温计+电子体温计）

📚 学习目标

知识目标：了解老年人体温生理性变化的影响因素；熟悉常用体温计的类型、使用方法；掌握为老年人测量体温时的注意事项。

能力目标：能熟练使用不同类型体温计为老年人测量体温；能正确评估老年人体温有无异常；能将沟通交流、安全护理、心理护理、人文关怀、职业安全与保护、健康教育等贯穿于照护服务全过程中。

素质目标：具有爱心、细心、耐心和责任心，尊重、理解和关怀老年人。

📖 工作任务描述

一般资料：龚爷爷，90岁，因子女均在外地，家中无人照护，现自带陪护入住某康养机构养老自理区1510房。身高167厘米，体重43千克，体形消瘦，体质弱，喜欢抽烟，活动能力欠佳，常年喜欢在恒温环境中生活，不外出。大学文化，退休金能满足基本需求。育有三子二女，均已退休，家中生活琐事多，故很少来院探望。

既往病史：1.慢性阻塞性肺疾病（急性加重期）；2.肺炎；3.腔隙性脑梗死；4.高血压病（Ⅰ级）；5.糖尿病（2型）；6.颈椎病；7.肺大泡；8.胸腔积液；9.主动脉及冠脉硬化；10.肾功能不全；11.变应性肺曲霉病；12.低蛋白血症。

目前状况：龚爷爷入住康养机构3年余，每天抽烟3次，每次1~2根，稍有活动便气促，常有咳喘，长期低流量氧气吸入。昨日陪护进行房间内通风时未为老人做好防寒保暖措施，现老人自感头晕、发热，咳喘症状加重。

任务要求：为龚爷爷进行体温测量（水银体温计+电子体温计）。请根据案例完成操作任务。要求指导陪护落实老人日常照护注意事项，鼓励老人养成良好生活习惯，以提高晚年生活品质。

📝 工作任务分解与实施

一、测量体温基本认知

机体温度分为体核温度和体表温度。体温也称为体核温度，是指身体内部胸腔、腹腔和中枢神经的温度,具有相对稳定且较皮肤温度高的特点。皮肤温度也称体表温度,指皮肤表面的温度,受环境温度和衣着情况的影响,低于体核温度。人体的体温是相对恒定的,医学上所说的体温是指机体深部的平均温度,但由于体核温度不易测量,临床上常以口腔、直肠、腋窝、额部等处的温度来代表体温。正常体温的范围见表5.1.1。

表 5.1.1 正常体温的范围

部 位	正常范围(摄氏度)	平均温度(摄氏度)
口温	36.3～37.2	37.0
肛温	36.5～37.7	37.5
腋温	36.0～37.0	36.5
额温	11～65岁:35.9～37.6 大于65岁:35.8～37.5	—

1. 老年人体温的生理性变化

(1) 年龄。由于基础代谢水平的不同,各年龄段的体温也不同,老年人的体温低于青壮年。

(2) 昼夜。老年人体温在24小时内呈周期性波动,清晨2—6时最低,午后1—6时最高,但其生理性变化的范围很小,一般不超过0.5～1.0摄氏度。

(3) 性别。成年女性的体温平均比成年男性高0.3摄氏度。

(4) 药物。麻醉药物可抑制体温调节中枢或影响传入路径的活动并能扩张血管,增加散热,影响体温。

(5) 肌肉活动。剧烈肌肉活动(劳动或运动)可使产热增加,导致体温升高。

(6) 其他因素。情绪激动、紧张、进食、环境温度的变化等都会对体温产生影响,因此在为老年人进行体温测量时要考虑以上因素。

2. 常用体温计的类型

(1) 水银体温计。分为口表、肛表、腋表三种类型。

(2) 电子体温计。目前常用的电子体温计为红外线体温计,分为接触式和非接触式两种。非接触式红外线体温计,最常见的是额温枪,只需将探头对准额头,按下测量钮,仅有几秒钟就可得到测量数据。额温枪相对安全、准确,非常适合老年人使用。

二、测量体温基本原则

1. 水银体温计使用的注意事项

(1) 准确。测量体温前务必保证体温计水银柱在35摄氏度以下;体温计水银头需完全被包裹;避免运动、进食、冷热饮、冷热敷等因素对结果的影响。

(2) 安全。甩体温计时务必保证周围无物,以免将体温计打碎;老年人若有躁动,需专人守护,以免弄破水银体温计。

(3) 严谨。发现体温与老人病情不符,应查找原因及复测。

2. 电子体温计使用的注意事项

(1) 环境适宜。不可在电风扇、空调直对及阳光直晒处进行测量;当老年人从与测量环境温差较大的地方来时,应至少在测量环境中停留5分钟后再测量。

(2) 部位合适。在额头冷敷或做其他降温处理后不建议在额头进行测温。

(3) 模式正确。大多数电子体温计有测量物体表面温度的功能,在测量前确认体温计处于体温测量模式。

(4) 必要时复测。有条件时建议测 3 次左右,每次测量的间隔时间为 3～5 秒,以显示最多的某一数据为准。

三、为老年人测量体温流程

1. 为老年人测量体温(水银体温计)

步骤	操作流程及图解
工作准备	护理员准备: 1. 衣着整洁。 2. 用七步洗手法洗净双手,戴口罩。
	环境准备: 1. 环境安静整洁。 2. 温湿度适宜。
	物品准备: 水银体温计、毛巾或纸巾、手表、记录单、笔、容器 2 个、消毒洗手液等。
	老年人准备:老人平卧于床上,盖好被子。
沟通解释评估	备齐用物进入老人居室,问好、自我介绍、友好微笑、称呼恰当、举止得体、礼貌用语,选择合适话题,自然开启话题等。
	采用有效方法核对照护对象基本信息。

操作视频
(水银体温计)

（续表）

步骤	操作流程及图解
关键操作技能	对老人进行综合评估： 1. 全身情况，如精神状态、饮食、二便、睡眠等。 2. 局部情况，如肌力、肢体活动度、皮肤情况等。 3. 特殊情况，针对具体情境可能存在的情况，如30分钟内有无运动、进食、冷热饮、冷热敷、洗澡、坐浴、灌肠等，如有应休息30分钟后再测量。 1. 为老人介绍照护任务、任务目的、操作时间、关键步骤等。 2. 安抚老人情绪，介绍需要老人注意和配合的内容。 3. 询问老人对沟通解释过程是否存在疑问，是否愿意配合。 询问老人有无其他需求，环境和体位等是否舒适，询问老人是否可以开始操作。 1. 摆体位：根据老人情况，取舒适体位。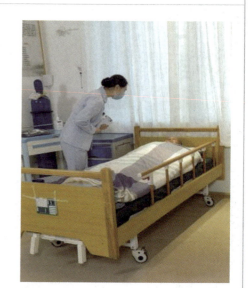 2. 暴露测量上肢：打开被头一角，暴露老人需测量的部位，注意保暖。 3. 擦干汗液：解开老人衣扣，用干毛巾擦干腋下汗液。 4. 甩体温计：方法正确，将水银柱甩至35摄氏度以下。 5. 放置体温计：将体温计水银端放于腋窝深处并紧贴皮肤，协助老人右上肢屈臂过胸夹紧体温计。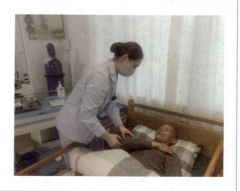 6. 记录测试时间：为老人盖好盖被，支起床挡，记录时间。 7. 取出体温计：告知老人测量时间已到，放下床挡，打开盖被，取出体温计，擦净体温计上的汗渍。

（续表）

步骤	操作流程及图解
	8. 读取体温数值：眼睛平视水银刻度，正确读取体温计数值。
	9. 体温计消毒：将体温计甩至 35 摄氏度以下，放入消毒盒消毒。
	10. 整理衣服：为老人整理衣服，盖好盖被，支起床档。
健康教育	针对本次照护任务，在照护过程中进行注意事项的教育： 1. 教育方式恰当，如讲解与示范相结合。 2. 语言简单易懂，尽量使用生活化语言。 3. 表达准确、逻辑清晰、重点突出。 在照护过程中结合老年人情况开展健康教育，如疾病预防和康复、健康生活方式等。要求如下： 1. 主题和数量合适。 2. 表达方式突出重点，逻辑清晰。 3. 结合主题提出措施或建议，每个主题不少于 3 条。 4. 语言简单易懂，适合老年人的理解能力。 5. 结合老年人的具体情况（如职业、性格、爱好、家庭等）。
评价照护效果	询问老年人有无其他需求、是否满意（反馈），整理各项物品。 记录测量体温时间、数值、老年人感受，及时报告。 遵守感染控制和管理要求，包括废弃物处理、个人防护及手卫生等。

2. 为老年人测量体温（电子体温计）

步骤	操作流程及图解
工作准备	护理员准备： 1. 衣着整洁。 2. 用七步洗手法洗净双手，戴口罩。
	环境准备：1. 环境安静整洁；2. 温湿度适宜。
	物品准备： 电子体温计、记录单、笔、手表、消毒洗手液、无菌棉签或无菌纱布、75%酒精或酒精棉片。

操作视频
（电子体温计）

（续表）

步骤	操作流程及图解
沟通解释评估	老年人准备：老人平卧于床上，盖好被子。
	备齐用物进入老人居室，问好、自我介绍、友好微笑、称呼恰当、举止得体、礼貌用语，选择合适话题，自然开启话题等。
	采用有效方法核对照护对象基本信息。
	对老人进行综合评估： 1. 全身情况，如精神状态、饮食、二便、睡眠等。 2. 局部情况，如皮肤情况等。 3. 特殊情况，针对具体情境可能存在的情况。
	1. 为老人介绍照护任务、任务目的、操作时间、关键步骤等。 2. 安抚老人情绪，介绍需要老人注意和配合的内容。 3. 询问老人对沟通解释过程是否存在疑问，是否愿意配合。
	询问老人有无其他需求，环境和体位等是否舒适，询问老人是否可以开始操作。
关键操作技能	1. 了解老人 30 分钟内有无进食冷、热饮，有无剧烈运动、洗热水澡等活动。
	2. 测量前告知老人测量部位为额头。
	3. 帮助老人将前额部头发拨开。
	4. 按测量键开机，显示屏亮后体温计进入待测状态。
	5. 将体温计感应端对准老人额头正中，保持垂直，测量三次，以出现最多的某一数据为准。
	6. 测量后为老人整理头发、床单位、衣服。
	7. 将测量数值记录在记录单上。
	8. 用棉签或无菌纱布蘸取 75% 的酒精擦拭电子体温计红外探测仪，清洁备用。

(续表)

步骤	操作流程及图解
健康教育	针对本次照护任务,在照护过程中进行注意事项的教育: 1. 教育方式恰当,如讲解与示范相结合。 2. 语言简单易懂,尽量使用生活化语言。 3. 表达准确、逻辑清晰、重点突出。
	在照护过程中结合老年人情况开展健康教育,如疾病预防和康复、健康生活方式等。要求如下: 1. 主题和数量合适。 2. 表达方式突出重点,逻辑清晰。 3. 结合主题提出措施或建议,每个主题不少于3条。 4. 语言简单易懂,适合老年人的理解能力。 5. 结合老年人的具体情况(如职业、性格、爱好、家庭等)。
评价照护效果	询问老年人有无其他需求、是否满意(反馈),整理各项物品。
	记录测量体温的时间、体温数值,如发现异常,及时报告。
	遵守感染控制和管理要求,包括废弃物处理、个人防护及手卫生等。

工作任务评价

工作任务评价的考核表扫码可查看,或至"复旦社云平台"(www.fudanyun.cn)下载。

考核表 5.1.1

考核表 5.1.2

任务 2　为老年人测量脉搏、呼吸

学习目标

知识目标:了解老年人脉搏、呼吸测量的基本知识;熟悉老年人脉搏、呼吸的评价标准;掌握为老年人测量脉搏、呼吸时的注意事项。

能力目标:能熟练地为老年人测量脉搏、呼吸;能正确评估老年人脉搏、呼吸有无异常;能将沟通交流、安全护理、心理护理、人文关怀、职业安全与保护、健康教育等贯穿于照护服务全过程中。

素质目标:具有爱心、细心、耐心和责任心,尊重、理解和关怀老年人。

工作任务描述

一般资料:胡奶奶,85岁,因家中无人照护,现入住某康养机构养老自理区1505房。身高150厘米,体重46千克,老年人抵抗力弱,喜欢玩手机。育有两女,常年居住在外地。

既往病史：1.房颤；2.慢性阻塞性肺疾病；3.高血压。

目前状况：胡奶奶入住康养机构3年余，睡眠不规律，喜欢晚睡，对餐饮要求高，每日三餐均自行烹饪。近期老人自感身体状况良好，服药和氧疗的依从性较前下降，偶有自行减量或延后用药、不坚持氧疗等情况，某日10:00左右老人自感心跳增快，心慌不适，呼吸急促。

任务要求：为胡奶奶测量脉搏和呼吸。请根据案例完成操作任务。要求引导老人正确服药和坚持氧疗，做好健康宣传，提高老人慢病自我管理意识及能力，以降低基础疾病的发病率。

工作任务分解与实施

一、测量脉搏、呼吸基本认知

在每个心动周期中，当心脏收缩时，左心室将血液射入主动脉，主动脉内压力骤然升高，动脉管壁随之扩张。当心脏舒张时，动脉管壁弹性回缩。这种动脉管壁随着心脏的舒缩而出现周期性的起伏搏动形成动脉脉搏，这种搏动在浅表的动脉可触摸到，临床简称为脉搏。浅表、靠近骨骼的大动脉均可作为测量脉搏的部位，临床最常用的诊脉部位为桡动脉。脉搏的频率、节律间接反映老年人心脏跳动情况，可以帮助判断老年人心脏跳动有无异常。脉搏的正常频率范围为60～100次/分。

机体在新陈代谢过程中，需要不断地从外界环境中摄取氧气，并把自身产生的二氧化碳排出体外，这种机体与环境之间进行气体交换的过程，称为呼吸。正常成年人安静状态下呼吸频率为16～20次/分，节律规则，呼吸运动均匀，无声且不费力，呼吸与脉搏频率的比例为1∶4，老年人正常呼吸频率为16～25次/分钟。男性及儿童以腹式呼吸为主，女性以胸式呼吸为主。

1. 脉搏测量的注意事项

（1）勿用拇指诊脉，因拇指小动脉的搏动较强，易与老年人的脉搏相混淆。

（2）异常脉搏应测量1分钟；脉搏细弱难以触诊应测心尖搏动1分钟。

（3）运动、兴奋、恐惧、愤怒、焦虑使脉率增快；休息、睡眠则使脉率减慢。

（4）进食、使用兴奋剂、喝浓茶或咖啡能使脉率增快；禁食、使用镇静剂、洋地黄类药物能使脉率减慢。

2. 呼吸测量的注意事项

（1）呼吸受意识控制，因此测量呼吸前不必解释，在测量过程中不使老年人察觉，以免紧张，影响测量的准确性。

（2）测量呼吸可与测量脉搏一起，测量脉搏完毕后，护理员手可不离开，继续保持测量脉搏的姿势继续计时测量呼吸，以不让老年人察觉。

（3）危重老年人呼吸微弱，可用少许棉花置于老年人鼻孔前，观察棉花被吹动的次数，计时应为1分钟。

二、为老年人测量脉搏、呼吸操作流程

操作视频

步骤	操作流程及图解
工作准备	护理员准备： 1. 衣着整洁。 2. 用七步洗手法洗净双手，戴口罩。 环境准备：1.环境安静整洁；2.温湿度适宜。

（续表）

步骤	操作流程及图解
	物品准备： 1. 手表、记录单、笔、听诊器、无菌棉签、消毒洗手液。 2. 检查、确认无菌物品在有效期内，物品备齐。
	老年人准备：老人平卧于床上，盖好被子。
沟通解释评估	备齐用物进入老人居室，问好、自我介绍、友好微笑、称呼恰当、举止得体、礼貌用语，选择合适话题，自然开启话题等。
	采用有效方法核对照护对象基本信息。
	1. 全身情况，如精神状态、饮食、二便、睡眠等。 2. 局部情况，如肌力、肢体活动度、皮肤情况、鼻腔情况、呼吸道是否通畅等。 3. 特殊情况，针对具体情境可能存在的情况，如 30 分钟内有无运动、进食、冷热饮、冷热敷、洗澡、坐浴、灌肠等，如有应休息 30 分钟后再测量。
	1. 为老人介绍照护任务、任务目的、操作时间、关键步骤等。 2. 安抚老人情绪，介绍需要老人注意和配合的内容。 3. 询问老人对沟通解释过程是否存在疑问，是否愿意配合。
	询问老人有无其他需求，环境和体位等是否舒适，询问老人是否可以开始操作。
关键操作技能	1. 摆体位：根据老人情况，取舒适体位。
	2. 露出老人手腕，手腕伸展，手臂放松处于舒适位，使老人掌面朝上。
	3. 以食指、中指、无名指的指端依次按在老人拇指根部下方腕部骨突处旁桡动脉，力度适中，以能感觉到脉搏搏动为宜。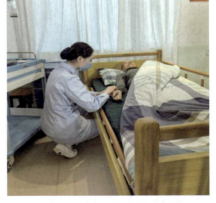
	4. 正常脉搏测 30 秒，乘以 2 即得测量数据。若发现老人脉搏节律有异则测量 1 分钟。

(续表)

步骤	操作流程及图解
	5. 脉搏微弱触摸不清时,用听诊器听心率1分钟;发现脉搏短促时,由两名护理员同时测量,一人听心率一人测脉率,计时1分钟。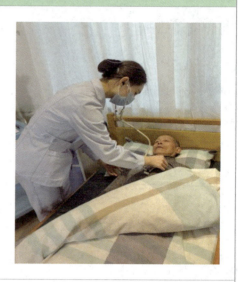
	6. 将手放在老人测量脉搏的部位,给其以测量脉搏的假象。
	7. 眼睛观察老人胸部或腹部的起伏。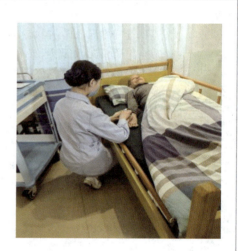
	8. 观察呼吸频率(一起一伏为一次呼吸)、深度、节律、音响、形态及有无呼吸困难。
	9. 危重老人呼吸微弱,可用少许棉花置于其鼻孔前,观察棉花被吹动的次数,计时间1分钟。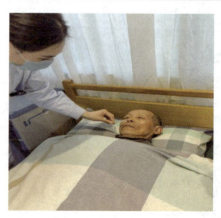
	10. 计数,测30秒,乘以2即得测量数据。
	11. 测量后为老人整理好衣服、床单位等。
	12. 将测量数值记录在记录单上,如有异常立即报告。

(续表)

步骤	操作流程及图解
健康教育	针对本次照护任务,在照护过程中进行注意事项的教育: 1. 教育方式恰当,如讲解与示范相结合。 2. 语言简单易懂,尽量使用生活化语言。 3. 表达准确、逻辑清晰、重点突出。
	在照护过程中结合老年人情况开展健康教育,如疾病预防和康复、健康生活方式等。要求如下: 1. 主题和数量合适。 2. 表达方式突出重点,逻辑清晰。 3. 结合主题提出措施或建议,每个主题不少于3条。 4. 语言简单易懂,适合老年人的理解能力。 5. 结合老年人的具体情况(如职业、性格、爱好、家庭等)。
评价照护效果	询问老年人有无其他需求、是否满意(反馈),整理各项物品。
	记录测量脉搏、呼吸的时间,脉搏、呼吸数值,如发现异常,及时报告。
	遵守感染控制和管理要求,包括废弃物处理、个人防护及手卫生等。

工作任务评价

工作任务评价的考核表扫码可查看,或至"复旦社云平台"(www.fudanyun.cn)下载。

考核表 5.2.1

任务3 为老年人测量血压

学习目标

知识目标:了解老年人血压生理性变化的影响因素;熟悉老年人血压评价标准;掌握为老年人测量血压的基本原则。

能力目标:能熟练使用血压计为老年人测量血压;能正确评估老年人血压有无异常;能将沟通交流、安全护理、心理护理、人文关怀、职业安全与保护、健康教育等贯穿于照护服务全过程中。

素质目标:具有爱心、细心、耐心和责任心,尊重、理解和关怀老年人。

工作任务描述

一般资料:胡奶奶,85岁,因家中无人照护,现入住某康养机构养老自理区1505房。身高150厘米,体重46千克,老年人抵抗力弱,喜欢玩手机。育有两女,常年居住在外地。

既往病史:1. 房颤;2. 慢性阻塞性肺疾病;3. 高血压。

目前状况:胡奶奶入住康养机构3年余,睡眠不规律,喜欢晚睡,对餐饮要求高,每日三餐均自行烹钰,近期老人自感身体状况良好,服药依从性较前下降,偶有自行减量或延后用药、漏服药物等情况,某日10:00左右老人自感心跳增快,头痛。

任务要求:为胡奶奶测量血压。请根据案例完成操作任务。要求引导老人正确服药,做好健康宣传,提高老人慢病自我管理意识及能力,以改善生活质量。

工作任务分解与实施

一、测量血压基本认知

血压是血管内流动着的血液对单位面积血管壁的侧压力(压强)。在心室收缩时,动脉血压上升达到的最高值称为收缩压;在心室舒张末期,动脉血压下降达到的最低值称为舒张压。收缩压与舒张压的差值称为脉搏压,简称脉压。测量血压,一般以肱动脉为标准。正常成人安静状态下的血压范围比较稳定,其正常范围为收缩压90~139毫米汞柱,舒张压60~89毫米汞柱,脉压30~40毫米汞柱。

老年人血压的生理性变化特点是:

(1)昼夜和睡眠。血压呈明显的昼夜波动。表现为夜间血压最低,清晨起床活动后血压迅速升高。大多数人的血压凌晨2—3时最低,在上午6—10时及下午4—8时各有一个高峰,晚上8时后血压呈缓慢下降趋势,表现为"双峰双谷",这一现象称为动脉血压的日节律。老年人动脉血压的日高夜低现象更为显著,有明显的低谷与高峰。睡眠不佳血压也可略有升高。

(2)环境。寒冷环境,由于末梢血管收缩,血压可略有升高;高温环境,由于皮肤血管扩张,血压可略下降。

(3)体型。体型高大、肥胖者血压可能较高。

(4)体位。立位血压高于坐位血压,坐位血压高于卧位血压。对于长期卧床或使用某些降压药物的老年人,若由卧位改为立位时,可出现头晕、心慌、站立不稳甚至晕厥等体位性低血压的表现。

(5)身体不同部位。一般右上肢比左上肢血压高10~20毫米汞柱,下肢血压高于上肢20~40毫米汞柱。

(6)其他因素。激动、紧张、恐惧、兴奋等情绪,运动、排泄、吸烟等活动都有可能使血压升高。饮酒、摄盐过多、服用药物对血压也有影响,因此,在为老年人进行血压测量时要考虑以上因素。

二、为老年人测量血压的注意事项

1. 定期检测、校对血压计,检查听诊器

测量前,检查、校对血压计:玻璃管无裂损,刻度清晰,加压气球和橡胶管无老化、不漏气,袖带宽窄合适,水银充足、无断裂;检查听诊器:橡胶管无老化、衔接紧密,听诊器传导正常。

2. 做好"四定"

对需持续观察血压者,应做到"四定",即定时间、定部位、定体位、定血压计,有助于测定的准确性和对照的可比性。

3. 部位选择

首次测量时要测量两上臂血压,以后通常测量较高读数一侧的上臂血压。

4. 必要时复测

(1)发现血压听不清或异常,应重测。重测时,待水银柱降至"0"点,稍等片刻后再测量。必要时,作双侧对照。

(2)老年人活动后休息30分钟方可测量血压。

(3)注意测压装置(血压计和听诊器)、测量者、受检者、测量环境等因素引起血压测量的误差,以保证

测量血压的准确性。

三、为老年人测量血压操作流程

步骤	操作流程及图解
工作准备	护理员准备： 1. 衣着整洁。 2. 用七步洗手法洗净双手，戴口罩。 环境准备：1. 环境安静整洁；2. 温湿度适宜。 物品准备： 血压计、听诊器、手表、记录单、笔、消毒洗手液。 老年人准备：老人平卧于床上，盖好被子。
沟通解释评估	备齐用物进入老人居室，问好、自我介绍、友好微笑、称呼恰当、举止得体、礼貌用语，选择合适话题，自然开启话题等。 采用有效方法核对照护对象基本信息。 对老人进行综合评估： 1. 全身情况，如年龄、病情、精神及情绪状态、饮食、二便、睡眠、服药、既往血压状况等。 2. 局部情况，如肌力、肢体活动度、皮肤情况等。 3. 特殊情况，针对具体情境可能存在的情况，如 30 分钟内有无运动、进食、吃冷热饮、冷热敷、洗澡、坐浴、灌肠等，如有应休息 30 分钟后再测量。 1. 为老人介绍照护任务、任务目的、操作时间、关键步骤等。 2. 安抚老人情绪，介绍需要老人注意和配合的内容。 3. 询问老人对沟通解释过程是否存在疑问，是否愿意配合。 询问老人有无其他需求，环境和体位等是否舒适，询问老人是否可以开始操作。
关键操作技能	1. 检查血压计性能完好。

（续表）

步骤	操作流程及图解
	2. 协助老人取平卧位，老人肱动脉平腋中线水平与心脏平齐；如果老人取坐位测量，老人肱动脉平第四肋软骨水平。卷袖过肘，露臂，手掌向上，肘部伸直。 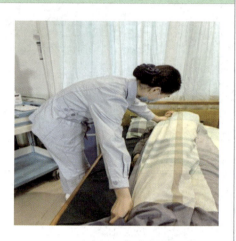
	3. 取血压计，平放于右上臂外侧，高度与心脏平齐。打开盒盖。驱尽袖带内空气，缠绕于右上臂中部，袖带下缘距肘窝 2～3 厘米，缠绕粘紧，松紧度以能插入一指为宜。 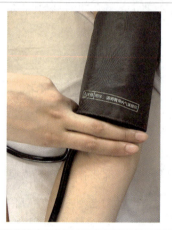
	4. 观察水银柱"0"位。使肱动脉、心脏、血压计"0"点位于同一水平。
	5. 戴好听诊器，将听诊器胸件放置于肘窝肱动脉搏动明显处，轻轻按住。 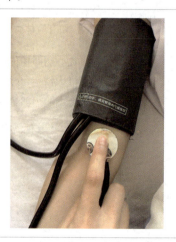
	6. 握住气囊，关闭气囊开关，捏气囊，打气至基础血压，再升高 20～30 毫米汞柱。
	7. 松开气囊开关，缓慢放气，使水银柱缓慢下降，速度以每秒 4 毫米汞柱为宜。听到肱动脉第一声搏动声，此刻度读数为收缩压。
	8. 继续听到搏动声突然变弱或消失，此刻度为舒张压。重复测量 2 次，取平均数为该次血压值。
	9. 取下听诊器，排尽袖带空气，关闭气囊开关，放回血压计盒内。

(续表)

步骤	操作流程及图解
	10. 关闭贮汞瓶开关。将血压计和听诊器摆放于治疗盘,放回存放位置备用。
	11. 协助老人放下衣袖,盖好盖被。支起床挡,检查床挡安全。
	12. 安抚老人休息,交代有事及时呼叫。
健康教育	针对本次照护任务,在照护过程中进行注意事项的教育: 1. 教育方式恰当,如讲解与示范相结合。 2. 语言简单易懂,尽量使用生活化语言。 3. 表达准确、逻辑清晰、重点突出。 在照护过程中结合老年人情况开展健康教育,如疾病预防和康复、健康生活方式等。要求如下: 1. 主题和数量合适。 2. 表达方式突出重点,逻辑清晰。 3. 结合主题提出措施或建议,每个主题不少于3条。 4. 语言简单易懂,适合老年人的理解能力。 5. 结合老年人的具体情况(如职业、性格、爱好、家庭等)。
评价照护效果	询问老年人有无其他需求、是否满意(反馈),整理各项物品。
	记录测量血压时间、数值、老年人情况,如有异常及时报告。
	遵守感染控制和管理要求,包括废弃物处理、个人防护及手卫生等。

工作任务评价

工作任务评价的考核表扫码可查看,或至"复旦社云平台"(www.fudanyun.cn)下载。

考核表 5.3.1

任务 4　为老年人测量血糖

学习目标

知识目标:了解老年人血糖变化的影响因素;熟悉老年人血糖监测的意义;掌握为老年人测量血糖时的注意事项。

能力目标：能熟练使用血糖仪为老年人测量血糖；能正确评估老年人血糖有无异常；能将沟通交流、安全护理、心理护理、人文关怀、职业安全与保护、健康教育等贯穿于照护服务全过程中。

素质目标：具有爱心、细心、耐心和责任心，尊重、理解和关怀老年人。

工作任务描述

一般资料：李奶奶，74岁，因子女工作繁忙，家庭照护困难，现入住某康养机构养老综合区403房22床。身高160厘米，体重68千克，性格开朗，爱吃零食，待人热情。中专文凭，事业单位退休职工，退休金6 000元/月。育有二女一子。

既往病史：1. 糖尿病(2型)；2. 慢性阻塞性肺疾病；3. 慢性支气管炎。

目前状况：李奶奶入住康养机构4月余，食欲很好，大便正常，睡眠尚可。最近诉皮肤瘙痒，四肢皮肤有明显抓痕，下肢感觉正常。一天李奶奶自觉多饮、多尿等症状有加重，四肢乏力。

任务要求：为李奶奶进行血糖测量。请根据案例完成操作任务。要求用语言和非语言方式缓解老人恐慌情绪，引导老人正确看待病情变化，以增强战胜疾病、提高生活质量的信心。

工作任务分解与实施

一、测量血糖基本认知

血糖是指血液中的葡萄糖，是人体能量的重要来源，血糖必须保持在一定的水平上才能维持人体内各器官和组织的正常运行。空腹血糖正常参考值为3.9～6.1毫摩尔/升，餐后2小时血糖正常参考值为5.1～7.0毫摩尔/升。血糖升高是诊断糖尿病的主要依据，也是监测患糖尿病老年人病情变化的主要指标。

1. 老年人血糖影响因素

血糖增高或降低均有生理性与病理性之分。生理性增高常见于饭后1～2小时，或情绪紧张时；病理性增高常见于糖尿病等疾病表现。生理性降低常见于饥饿、剧烈运动、注射胰岛素后或服用降糖药物后；病理性降低常见于注射胰岛素过量、糖代谢异常等情况。照护人员应遵医嘱按时监测血糖，准确识别异常血糖，预防血糖过高或过低。

2. 老年人血糖测量的意义

老年人血糖测量有静脉血和毛细血管血葡萄糖测量两种方法，空腹血浆葡萄糖6.1～6.9毫摩尔/升为空腹血糖受损；大于或等于7.0毫摩尔/升考虑为糖尿病。正常人的血糖低于2.8毫摩尔/升，糖尿病老年人血糖小于或等于3.9毫摩尔/升时可出现低血糖症状，表现为心悸、出汗、饥饿感、软弱无力等。若测得血糖值超出正常参考范围，提示老年人血糖偏低或偏高，应及时就医。

血糖监测的结果可用来反映饮食控制、运动治疗和药物治疗的结果，实施血糖监测可以更好地掌控老年人的血糖变化，对老年人生活、活动、饮食、合理用药都具有重要指导意义。同时，实施血糖监测可以降低糖尿病老年人发生低血糖、酮症酸中毒等并发症的风险。

3. 为老年人测量血糖的注意事项

(1) 务必严格遵医嘱按时监测血糖，以免影响异常数值判断。

(2) 消毒液只能选用酒精，切勿使用碘剂消毒。此外，务必在消毒干燥后采血，以免影响数值准确性。

(3) 针刺采血后，第一滴渗出的血液需要轻轻拭去，而应测量之后渗出的血液，以免血液中混有消毒液而影响读数的准确性。

(4) 操作时，避免触摸试纸的测试区。

二、为老年人测量血糖操作流程

步骤	操作流程及图解
工作准备	护理员准备：1.衣着整洁；2.用七步洗手法洗净双手，戴口罩。
	环境准备：1.环境安静整洁；2.温湿度适宜。
	物品准备： 1.血糖仪、血糖试纸、采血针、75%酒精、无菌棉签、记录单、笔等。 2.检查、确认无菌物品是否在有效期内，物品备齐。
	老年人准备：老人平卧于床上，盖好被子。
沟通解释评估	备齐用物进入老人居室，问好、自我介绍、友好微笑、称呼恰当、举止得体、礼貌用语，选择合适话题，自然开启话题等。
	采用有效方法核对照护对象基本信息。
	对老人进行综合评估： 1.全身情况，如精神状态、饮食、二便、睡眠等。 2.局部情况，如肌力、肢体活动度、手指皮肤情况等。 3.特殊情况，针对具体情境可能存在的情况，如进餐时间。
	1.为老人介绍照护任务、任务目的、操作时间、关键步骤等。 2.安抚老人情绪，介绍需要老人注意和配合的内容。 3.询问老人对沟通解释过程是否存在疑问，是否愿意配合。
	询问老人有无其他需求，环境和体位等是否舒适，询问老人是否可以开始操作。
关键操作技能	1.协助老人取舒适体位。
	2.选择老人的采血手指端。
	3.取无菌棉签蘸取适量酒精。
	4.用酒精棉签擦拭消毒手指端，待干。

(续表)

步骤	操作流程及图解
	5. 取血糖试纸安装至血糖仪上。
	6. 取采血针,一手扶住老人采血手指端下部,一手持采血针刺在采血手指端皮肤上采血。
	7. 待血液渗出,取无菌棉签轻轻拭去第一滴血。
	8. 取血糖仪蘸取再次渗出的血液至血液全部浸湿血糖试纸,等待读取数值。
	9. 取无菌棉签按压至老人采血点处,并嘱老人用力按压数分钟止血。
	10. 读取血糖仪上的数字,将测量数值记录在记录单上。
	11. 将使用后的血糖试纸、采血针、棉签扔至垃圾桶内。
健康教育	针对本次照护任务,在照护过程中进行注意事项的教育: 1. 教育方式恰当,如讲解与示范相结合。 2. 语言简单易懂,尽量使用生活化语言。 3. 表达准确、逻辑清晰、重点突出。
	在照护过程中结合老年人情况开展健康教育,如疾病预防和康复、健康生活方式等。要求如下: 1. 主题和数量合适。 2. 表达方式突出重点,逻辑清晰。 3. 结合主题提出措施或建议,每个主题不少于3条。 4. 语言简单易懂,适合老年人的理解能力。 5. 结合老年人的具体情况(如职业、性格、爱好、家庭等)。
评价照护效果	询问老年人有无其他需求、是否满意(反馈),整理各项物品。
	记录测量血糖的时间、血糖数值,如发现异常,及时报告。
	遵守感染控制和管理要求,包括废弃物处理、个人防护及手卫生等。

工作任务评价

工作任务评价的考核表扫码可查看,或至"复旦社云平台"(www.fudanyun.cn)下载。

考核表 5.4.1

项目六 用药照护

课件查看

任务 1 查对并帮助老年人服用口服药

学习目标

知识目标:能列举服药的操作要点及注意事项;熟悉药物基本知识及给药基本原则。

能力目标:能准确查对并帮助老年人服药。

素质目标:给药查对安全意识,具有细心、耐心和责任心。

工作任务描述

一般资料:王奶奶,80岁,丧偶,银行高管退休,中专文化程度。居住在金融城30栋506室,现由某居家社区中心实施居家照护。王奶奶性格内向,有洁癖,喜欢独处,爱好书法、国画和弹钢琴。育有一女,同住本地。

既往病史:1. 高血压20年;2. 脑出血后半年。

目前状况:王奶奶神志清楚,能交流。近1周,自感头晕及头部胀痛。右侧肢体肌力正常,左上肢能抬起至胸部,左下肢能抬离床面,卧床为主,活动出行依赖轮椅,多数生活活动需要协助。平时遵医嘱口服缬沙坦片,1片/次,1次/每日,早晨服用。今晨测血压160/90毫米汞柱,家庭医生医嘱加服氨氯地平片,1片/次,1次/天,晚饭后服用,并嘱监测血压。老人近来因头晕不能像往常一样弹钢琴、画画,非常苦闷。女儿发现母亲近期记忆力下降非常明显,平时很爱干净,现在衣服脏了也不愿意更换。女儿工作繁忙无法照顾母亲,主要由居家护理员上门照护。

任务要求:协助王奶奶服用降压药,并给予服药指导。

工作任务分解与实施

一、查对并帮助老年人服药基本认知

1. 口服用药基本知识

口服药指需经口腔途径吞服、舌下含服的药物。口服用药是最常见的比较安全、经济和方便的用药方法。常用口服药物剂型有溶液、片剂、丸剂、胶囊剂、合剂、散剂等。

2. 给药基本原则

(1)根据医嘱用药,认真查对;(2)及时用药,做到"五准确"(给药途径准确、剂量准确、浓度准确、时间准确、老年人准确);(3)用药后进行观察记录。

3. 加强老年人用药的健康指导

(1) 采用老年人能够接受的方式,告知用药的注意事项。

(2) 规定适当的用药时间及服药间隔,考虑到老年人的生活作息,给药的方式尽量简单,以免影响老年人的休息。

(3) 服用刺激性或异味较重的药物时,可根据药物性质将药物溶于水,用吸水管饮服,服药后应多饮水。在没有禁忌的情况下,片剂可以研碎,胶囊剂型可以去除胶囊壳后将粉状物溶于水后饮用,但糖衣片不可碾碎服用。对每次服用药物种类较多的老年人,要协助其分次吞服以免发生误咽或哽咽。

(4) 指导老年人将药物放在指定的位置,注意观察老年人的服药能力及生活习惯,应将药物放在固定的、易看到、易拿取的地方,以防老年人间歇性服用或漏服。

(5) 特殊老年人如面部肌肉麻痹的老年患者,口腔内可能残留药物,服药后应检查老年人口腔内有无残留;患脑血管疾病的老年人多有肢体瘫痪、手指颤抖及吞咽困难等症状,服药时应由外人协助,平时则应注意肢体的功能训练,训练老年人自己从药盒取药。

二、查对并帮助老年人服药操作流程

操作视频

步骤	操作流程及图解
工作准备	护理员准备: 1. 衣着整洁,戴口罩。 2. 无长指甲,用七步洗手法洗净双手。 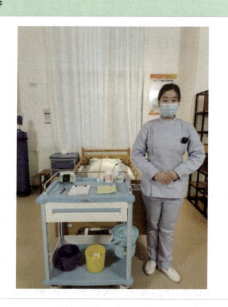
	环境准备: 1. 环境整洁,温湿度适宜。 2. 安静,光线明亮。 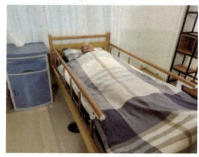

工作领域二 基础照护

(续表)

步骤	操作流程及图解
	物品准备： 1. 消毒洗手液、服药单、药杯内盛装药物、温开水、水杯、吸管、毛巾、纸巾等。 2. 检查确认药物在有效期内。
	老年人准备：老人取舒适体位。
沟通解释评估	携用物至老人房间，问好、自我介绍、友好微笑、称呼恰当、举止得体、礼貌用语，选择合适话题，自然开启话题等。
	采用有效方法核对照护对象基本信息。
	对老人进行综合评估： 1. 全身情况，如老年人身体及病情状况、意识状态及合作程度等。 2. 局部情况，如肌力、肢体活动情况、吞咽功能等。
	1. 为老人介绍照护任务、任务目的、操作时间、关键步骤等。 2. 介绍需要老人注意和配合的内容。 3. 询问老人对沟通解释过程是否存在疑问，是否愿意配合。
	询问老人有无其他需求，环境和体位等是否舒适，询问老人是否可以开始操作。
关键操作技能	1. 核对信息：对照服药单，核对老人及其药瓶上的姓名、年龄、药品名称、给药途径、用量、给药时间、药品质量和有效期。
	2. 协助取合适体位：协助老人取坐位或半坐卧位。

（续表）

步骤	操作流程及图解
关键操作技能	3. 给药： （1）根据药量为老人倒好温开水 100 毫升左右，以手腕皮肤试温适宜，约 38～40 摄氏度。 （2）协助老人用吸管先喂食一小口水。 （3）服药前核对老人姓名、年龄、药物名称、用法、用量等信息。 （4）与老人共同核对，将药物放入老人口内，再用吸管协助老人饮水将药物服下，必要时检查口腔，取餐巾纸擦干口周水渍。 （5）服药后再次查对所服药物。 （6）给药过程中随时观察老人情况，询问有无不适。
	4. 服药后处理： （1）嘱老人保持体位 10 分钟以上。整理老人床单位。 （2）观察并询问老人服药后的情况，异常情况立即报告。
健康教育	针对本次照护任务，在照护过程中进行注意事项的教育： 1. 遵医嘱协助老年人服药，不得私自加、减药物或停药。 2. 老年人对药品有疑问时，需要再次核对无误方能给药，并要向老年人解释说明。 3. 服用多种药物时，按要求的顺序服用，告知老年人口服止咳糖浆之类的药剂后，暂时不要喝水的原因，以保证疗效。 4. 用药后发现异常，应及时报告医护人员或协助就诊。 5. 对于吞咽困难的老年人，要咨询医护人员或根据药物的说明书，决定是否将药物切割成小块或研碎服用。
	在照护过程中结合老年人情况开展健康教育，如疾病预防和康复、健康生活方式等。要求如下： 1. 主题和数量合适。 2. 表达方式突出重点，逻辑清晰。 3. 结合主题提出措施或建议，每个主题不少于 3 条。 4. 语言简单易懂，适合老年人的理解能力。 5. 结合老年人的具体情况（如职业、性格、爱好、家庭等）。
评价照护效果	询问老年人有无其他需求、是否满意（反馈），整理各项物品。 记录老年人姓名、药物名称、给药方式、给药剂量、时间、用药后反应及操作者签名。 遵守感染控制和管理要求，包括废弃物处理、个人防护及手卫生等。

工作任务评价

工作任务评价的考核表扫码可查看，或至"复旦社云平台"（www.fudanyun.cn）下载。

考核表 6.1.1

任务 2　为老年人进行雾化吸入

学习目标

知识目标：掌握超声波雾化吸入或氧气雾化吸入常用药物及给药目的；掌握超声波雾化吸入或氧气雾化吸入的操作要点及注意事项；熟悉超声波雾化吸入或氧气雾化吸入应用原理。

能力目标：能为老年人进行超声波雾化吸入或氧气雾化吸入。

素质目标：具有高度的责任心；对老年人关心体贴，确保用药安全。

工作任务描述

一般资料：沈爷爷，80 岁，现入住某医养机构 920 房间 6 床。沈爷爷身高 163 厘米，体重 61 千克；中专文化，小学校长退休；性格开朗热情，喜欢指别人；喜欢饮茶，饮食喜好酱鸭、腌菜、饮酒；配偶同时入住疗养院，育有二儿一女，大儿子已去世；有二个孙子。

既往病史：1. 慢性阻塞性肺疾病 10 年余；2. 高血压 15 年；3. 脑梗死 1 年；4. 认知功能障碍半年。

目前状况：沈爷爷神志清楚，言语不利，血压平稳，近 1 周咳嗽、咳痰症状明显加重，咳白色泡沫痰，伴气短，体力活动明显受限，并逐渐加重。

任务要求：为沈爷爷进行雾化吸入。请根据案例完成操作任务。要求用语言和非语言疏导不良情绪，鼓励老人进行康复活动以增强战胜疾病、提高生活质量的信心。

工作任务分解与实施

一、为老年人进行雾化吸入基本认知

1. 雾化吸入常见方式及其应用原理

（1）超声波雾化吸入方法及应用原理。超声波雾化吸入法利用超声波声能将药液分散成细小的雾滴，由呼吸道吸入，达到改善呼吸道通气功能和防治呼吸道疾病的作用。其作用原理为：超声波发生器通电后输出高频电能，水槽底部晶体换能器接收发生器输出的高频电能，并将其转换为超声波声能，声能透过雾化罐底部的透声膜作用于药液，破坏药液表面的张力和惯性，使药液变为细微雾滴，再经呼吸道吸入。

（2）氧气雾化吸入方法及应用原理。氧气雾化吸入法是利用高速氧气气流（氧流量 6～8 升/分钟）使药液形成雾状，经口、鼻吸入呼吸道和肺部，以达到治疗疾病的目的。

2. 雾化吸入常用药物及给药目的

（1）抗生素（卡那霉素、庆大霉素等）：预防、治疗呼吸道感染，消除炎症和水肿。

（2）解痉药物（氨茶碱、舒喘灵等）：解除支气管痉挛，使气道通畅，改善通气功能。

（3）祛痰药物（糜蛋白酶、痰易净、沐舒坦等）：湿化气道，稀化痰液，帮助祛痰。

（4）激素药物（地塞米松等）：减轻呼吸道水肿。

二、为老年人进行雾化吸入操作流程

1. 为老年人进行超声波雾化吸入

操作视频（超声波雾化吸入）

步骤	操作流程及图解
工作准备	护理员准备： 1. 衣着整洁，无长指甲。 2. 洗净双手，戴口罩。
	环境准备： 1. 环境安静整洁。 2. 温湿度适宜。
	物品准备： 1. 医嘱治疗单、超声波雾化器装置一套（含螺纹管、口含嘴或面罩）、量杯、冷蒸馏水250～300毫升、药液、注射器、毛巾或一次性治疗布、漱口杯、弯盘、纸巾等。 2. 检查雾化器性能完好，物品齐全，摆放有序。 3. 检查并确认无菌物品在有效期内。
	老年人准备：协助老人取坐位或半坐卧位。 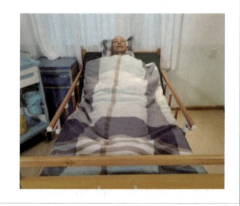
沟通解释评估	携用物至老人房间，问好、自我介绍、友好微笑、称呼恰当、举止得体、礼貌用语，选择合适话题，自然开启话题等。
	采用有效方法核对照护对象基本信息。
	对老人进行综合评估： 1. 全身情况，如意识、病情、精神状态等。 2. 局部情况，如肌力、肢体活动度、皮肤情况，有无呼吸困难、咳嗽等。 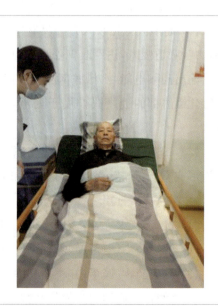

(续表)

步骤	操作流程及图解
	1. 为老人介绍照护任务、任务目的、操作时间、关键步骤等。 2. 安抚老人情绪,介绍需要老人注意和配合的内容。 3. 询问老人对沟通解释过程是否存在疑问,是否愿意配合。
	询问老人有无其他需求,环境和体位等是否舒适,询问老人是否可以开始操作。
关键操作技能	检查:使用前检查超声波雾化器各部件是否完好,有无松动、脱落等异常情况。 连接:连接雾化器主件与附件。 加药:核对医嘱治疗单,按医嘱正确配置药液,将药液注入雾化罐内,盖紧水槽盖。 加水:向雾化器水槽内加冷蒸馏水至浸没雾化罐底部的透声膜,不超过最高和最低水位。 携用物至老人身旁: 1. 核对老人房号、姓名。 2. 协助老人取坐位或半坐卧位,将一次性治疗布或毛巾围于颌下。 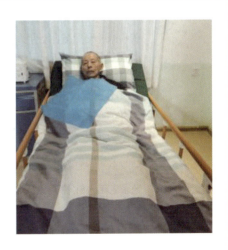 实施雾化: 1. 接通电源,开电源开关,指示灯亮,预热3分钟。 2. 调节定时开关,设定雾化时间,一般为15~20分钟。 3. 根据老人情况旋动雾量开关,调节雾量大小。 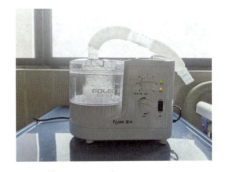 4. 指导老人将雾化器的口含嘴放入口中,指导老人用嘴深吸气,用鼻子呼气,以利于药液吸入(如果是使用面罩,则将面罩覆盖于老人口鼻部,嘱老人深吸气,呼气时拿开面罩)。

(续表)

步骤	操作流程及图解
	5. 雾化时间结束,取下雾化器口含嘴或面罩,先关雾化开关,再关电源开关。 6. 雾化吸入过程中随时观察老人的呼吸情况,如有呼吸困难、不能耐受雾化吸入的情况,应立即停止雾化吸入。
	7. 协助老人漱口,用毛巾擦干老人脸部。 8. 协助老人取舒适体位,整理床单位。倒掉超声波雾化器水槽内的水并擦干水槽;将口含嘴或面罩、螺纹管路等在消毒液内浸泡30分钟,洗净,晾干备用。
健康教育	针对本次照护任务,在照护过程中进行注意事项的教育: 1. 严格执行查对制度。 2. 雾化器装置中的口含嘴、螺纹管和面罩,每次使用后均要消毒、清洁、晾干备用。 3. 水槽内切忌加温水或热水,应加入足够的冷蒸馏水,使用过程中水温如超过50摄氏度,应调换冷蒸馏水。连续使用超声雾化器两次之间应间歇30分钟。 4. 为避免透声膜和电晶片损坏,使用过程中动作应轻柔。 5. 操作过程中注意观察老年人的反应,如老年人不适应应暂停使用。
	在照护过程中结合老年人情况开展健康教育,如疾病预防和康复、健康生活方式等。要求如下: 1. 主题和数量合适。 2. 表达方式突出重点,逻辑清晰。 3. 结合主题提出措施或建议,每个主题不少于3条。 4. 语言简单易懂,适合老年人的理解能力。 5. 结合老年人的具体情况(如职业、性格、爱好、家庭等)。
评价照护效果	询问老年人有无其他需求、是否满意(反馈),整理各项物品。
	记录老年人姓名、雾化药物、雾化方式、雾化时间、雾化后反应及操作者签名。
	遵守感染控制和管理要求,包括废弃物处理、个人防护及手卫生等。

2. 为老年人进行氧气雾化吸入

操作视频（氧气雾化吸入）

步骤	操作流程及图解
工作准备	护理员准备: 1. 衣着整洁,无长指甲。 2. 洗净双手,戴口罩。
	环境准备: 1. 环境安静整洁,温湿度适宜。 2. 居室内无易燃易爆物品,禁明火。
	物品准备: 1. 医嘱治疗单、氧气雾化吸入器1套、中心供氧系统快速插座1个、药液、注射器、毛巾、漱口杯、弯盘(2个)、纸巾等。

工作准备	2. 检查氧气雾化吸入器性能完好。 3. 检查、确认无菌物品在有效期内。
	老年人准备：协助老人取坐位或半坐卧位。
沟通解释评估	携用物至老人房间，问好、自我介绍、友好微笑、称呼恰当、举止得体、礼貌用语，选择合适话题，自然开启话题等。
	采用有效方法核对照护对象基本信息。
	对老人进行综合评估： 1. 全身情况，如老人的意识、病情、精神状态等身体状况。 2. 局部情况，如肌力、肢体活动度、皮肤情况，有无呼吸困难、咳嗽等。
	1. 为老人介绍照护任务、任务目的、操作时间、关键步骤等。 2. 安抚老人情绪，介绍需要老人注意和配合的内容。 3. 询问老人对沟通解释过程是否存在疑问，是否愿意配合。
	询问老人有无其他需求，环境和体位等是否舒适，询问老人是否可以开始操作。
关键操作技能	安装氧气装置（中心供氧连接氧气装置），具体如下。 安装氧流量表—连接蓝心管及空的湿化瓶—打开开关—检查氧气装置是否漏气。 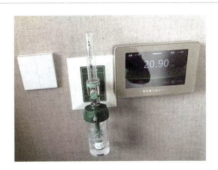
	核对信息： 1. 核对老人房号、姓名、年龄及手腕带。 2. 协助老人取坐位或半坐卧位，毛巾围于颌下。
	加药： 1. 核对医嘱治疗单。 2. 按医嘱正确配置药液。 3. 将药液注入氧气雾化吸入器内。 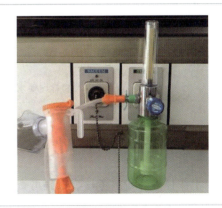
	实施雾化： 1. 检查氧气雾化吸入器是否完好，连接雾化吸入器和给氧装置，查看是否漏气，氧气湿化瓶内不放水。 2. 打开氧气开关，调节氧流量6～8升/分钟。 3. 根据老人的耐受情况调节雾量大小。 4. 指导老人将雾化器的口含嘴放入口中，指导老人用嘴深吸气，用鼻子呼气，以利于药液吸入（如果是使用面罩，则将面罩覆盖于老人口鼻部，嘱老人深吸气，呼气时拿开面罩）。 5. 雾化吸入过程中随时观察老人的呼吸情况，如有呼吸困难、不能耐受雾化吸入的情况，应立即停止雾化吸入。

（续表）

步骤	操作流程及图解
	雾化结束时： 1. 取下雾化吸入器的口含嘴或面罩，关闭氧流量开关。 2. 协助老人有效咳嗽。 3. 协助老人漱口，用毛巾擦干老人脸部。 4. 协助老人取舒适体位，整理床单位。 5. 将口含嘴或面罩、螺纹管等在消毒液内浸泡30分钟，洗净，晾干备用。
健康教育	针对本次照护任务，在照护过程中进行注意事项的教育： 1. 严格执行查对制度及消毒隔离制度。 2. 雾化吸入器装置中的口含嘴、螺纹管和面罩，每次使用后均要消毒、清洁、晾干备用。 3. 注意用氧安全，做到"四防"：防火、放热、防油、防震。 4. 氧气湿化瓶内不放水，以防液体进入雾化吸入器内稀释药液。 5. 雾化时密切观察老年人面色及呼吸情况，尤其是吸入糖皮质激素时要防止不良反应的发生。
	在照护过程中结合老年人情况开展健康教育，如疾病预防和康复、健康生活方式等。要求如下： 1. 主题和数量合适。 2. 表达方式突出重点，逻辑清晰。 3. 结合主题提出措施或建议，每个主题不少于3条。 4. 语言简单易懂，适合老年人的理解能力。 5. 结合老年人的具体情况（如职业、性格、爱好、家庭等）。
评价照护效果	询问老年人有无其他需求、是否满意（反馈），整理各项物品。
	记录老年人姓名、雾化药物、雾化方式、雾化时间、雾化后反应及操作者签名。
	遵守感染控制和管理要求，包括废弃物处理、个人防护及手卫生等。

工作任务评价

工作任务评价的考核表扫码可查看，或至"复旦社云平台"（www.fudanyun.cn）下载。

考核表 6.2.1

考核表 6.2.2

任务 3　为老年人使用滴眼剂

学习目标

知识目标：掌握滴眼剂（眼药水、眼药膏、眼凝胶）给药的操作要点及注意事项；熟悉滴眼剂基本知识及使用基本原则。

能力目标：能为老年人滴眼药水、涂眼药膏（眼凝胶）。

素质目标：具有给药查对安全意识，具有细心、耐心和责任心。

工作任务描述

一般资料：吴奶奶，61岁，丧偶，来机构前住某小区12—3—5号，与儿子住在一起。她退休前是一名面点师，曾多次参加比赛获奖。平日喜食甜食。自入住机构后被聘为营养科的面点指导师。6个月前因头疼、右侧肢体无力就诊、住院，被诊断为"脑梗死"，经过治疗，已出院。已按照康复训练方案进行训练3个月。

既往病史：1.高血压15年；2.高血脂症1年；3.白内障1年（用吡诺克辛钠滴眼液）。

目前状况：评估右上肢肌力4级，右下肢肌力3级。血压控制稳定。

任务要求：为吴奶奶按医嘱使用滴眼剂。请根据案例完成操作任务。要求用语言和非语言疏导老人不良情绪，鼓励老人进行康复活动以增强战胜疾病、提高生活质量的信心。

工作任务分解与实施

一、为老年人使用滴眼剂基本认知

1. 滴眼剂基本知识

滴眼剂是指由药物制成供滴眼用的药剂，包括液体制剂、膏剂和眼凝胶，一般用于控制眼部炎症、保持眼睛湿润；也可用来协助诊断，达到收敛、麻醉、缩瞳、散瞳等作用。

2. 滴眼剂使用基本原则

使用前后洗净双手，使用中避免交叉感染；使用前仔细检查药物质量和有效期；两眼都滴药时，先滴健眼，后滴患眼；先滴病情轻的眼，后滴病情重的眼。

二、为老年人使用滴眼剂操作流程

步骤	操作流程及图解
工作准备	护理员准备： 1. 衣着整洁，戴口罩。 2. 无长指甲，洗净双手。

操作视频

(续表)

步骤	操作流程及图解
	环境准备： 1. 环境安静整洁。 2. 通风良好。
	物品准备： 1. 消毒洗手液、医嘱给药单，治疗盘内放滴眼剂、棉签（或消毒棉球）、纸巾、温水等。 2. 检查、确认滴眼剂、棉签（或消毒棉球）在有效期内。
	老年人准备：老人取舒适体位，能配合眼部用药。
沟通解释评估	携用物至老人房间，问好、自我介绍、友好微笑、称呼恰当、举止得体、礼貌用语，选择合适话题，自然开启话题等。
	采用有效方法核对照护对象基本信息。
	对老人进行综合评估： 1. 全身情况，如身体状况、意识状态、合作程度。 2. 局部情况，如肌力、肢体活动度、眼部症状等。
	1. 为老人介绍照护任务、任务目的、操作时间、关键步骤等。 2. 介绍需要老人注意和配合的内容。 3. 询问老人对沟通解释过程是否存在疑问，是否愿意配合。
	询问老人有无其他需求，环境和体位等是否舒适，询问老人是否可以开始操作。
关键操作技能	核对信息： 1. 核对医嘱给药单，核对老人姓名，核对药瓶上的姓名、药品名称、给药途径、用法、给药时间、药品质量和有效期。 2. 确认是左眼滴药、右眼滴药或是双眼滴药。

(续表)

步骤	操作流程及图解
关键操作技能	清洁眼部： 1. 协助老人取坐位或仰卧位。 2. 清洁眼部：取棉棒蘸温水分别擦干净老人眼内外眦的分泌物，先擦健侧，再擦患侧。将污染棉棒放入医疗垃圾桶内。 3. 嘱老人头略后仰，眼往上看。 滴眼药水或涂眼药膏（眼凝胶）： 1. 拧开眼药瓶盖，将瓶塞侧面或瓶塞口向上放置于治疗盘内或干净纸上。 2. 用左手或用干净棉签向下轻轻拉下老人的眼睑并固定。 3. 滴眼药水或涂眼药膏（眼凝胶）。 （1）滴眼药水：右手执眼药水瓶摇匀，距眼睑1～2厘米，将眼药水滴入下结膜囊内1～2滴。 （2）涂眼药膏（眼凝胶）：右手挤大约1厘米眼药膏（眼凝胶）自内眼角向外眼角方向挤入下穹窿部，最后以旋转方式将膏体（胶体）离断。 4. 轻提上眼睑，嘱老人闭上眼睛，轻轻转动眼球，用棉签或棉球擦拭眼部外溢眼药，用棉球紧压泪囊部1～2分钟，使结膜囊内充盈药液。 5. 给眼药过程中随时观察老人眼部情况，询问有无不适。
健康教育	针对本次照护任务，在照护过程中进行注意事项的教育： 1. 严格执行查对制度，确保药品在有效期内，未变质。 2. 使用眼药水前应先混匀药液。 3. 眼药水宜白天使用，眼药膏宜临睡前使用。 4. 如角膜有溃疡或眼部有外伤时，给药后不可压迫眼球，也不可拉高上眼睑。 5. 使用前后洗净双手，操作过程中注意瓶盖口、瓶口不可触及任何东西（包括眼睑、睫毛），防止交叉感染。 在照护过程中结合老年人情况开展健康教育，如疾病预防和康复、健康生活方式等。要求如下： 1. 主题和数量合适。 2. 表达方式突出重点，逻辑清晰。 3. 结合主题提出措施或建议，每个主题不少于3条。 4. 语言简单易懂，适合老年人的理解能力。 5. 结合老年人的具体情况（如职业、性格、爱好、家庭等）。
评价照护效果	询问老年人有无其他需求、是否满意（反馈），整理各项物品。 记录老年人姓名、药物名称、给药方式、给药剂量、时间、用药后反应及操作者签名。 遵守感染控制和管理要求，包括废弃物处理、个人防护及手卫生等。

工作任务评价

工作任务评价的考核表扫码可查看，或至"复旦社云平台"（www.fudanyun.cn）下载。

考核表 6.3.1

任务 4　为老年人使用滴鼻剂

学习目标

知识目标:掌握使用滴鼻剂时的操作要点及注意事项;熟悉滴鼻剂基本知识和使用的基本原则。

能力目标:能为老年人使用滴鼻剂。

素质目标:具有给药查对安全意识,具有细心、耐心和责任心。

工作任务描述

一般资料:张爷爷,男,65 岁,退休教师,与老伴居住,日常由某居家照护机构照护。性格开朗,喜好书法。

既往病史:既往体健,无药物及食物过敏史,无烟酒嗜好。

目前状况:因受凉后出现鼻塞、打喷嚏 3 日去医院诊治。张爷爷出现鼻塞不通、鼻腔灼热感、打喷嚏等症状,伴有咽部不适,周身困乏无力,头痛,自述鼻音较重,流清涕,无发热、咳嗽、咯痰,无恶心、呕吐。医生诊治情况如下。查体:体温 36.8 摄氏度,脉搏 80 次/分,一般状态可,咽部充血,双侧扁桃体不大,心肺听诊正常。鼻腔专科检查:鼻黏膜充血水肿,下鼻甲红肿,总鼻道内有较多黏液样分泌物。实验室检查:血常规白细胞 6.8×10^9/升,中性粒细胞数 60%,淋巴细胞数 40%。初步诊断:急性鼻炎。主要治疗方案:1%麻黄碱滴鼻液滴鼻,2~3 滴/次,每日 3~4 次。以上连续使用不能超过 1 周。

任务要求:为张爷爷使用滴鼻剂。请根据案例完成操作任务。要求用语言和非语言疏导不良情绪,鼓励老人进行康复活动以增强战胜疾病、提高生活质量的信心。

工作任务分解与实施

一、为老年人使用滴鼻剂基本认知

1. 滴鼻剂基本知识

滴鼻剂是在鼻腔内使用,经鼻黏膜吸收而发挥局部和全身作用的制剂,剂型有滴剂、喷雾剂等。

2. 滴鼻剂使用基本原则

(1) 上药前告知老年人治疗的目的和方法,缓解老年人紧张情绪,以取得积极的配合。

(2) 使用滴鼻剂前嘱老年人清除鼻腔内的分泌物,必要时用棉签协助清洁鼻腔。

(3) 嘱老年人严格遵医嘱用药,不可自行根据症状盲目加量或减量使用,也不可擅自长期盲目使用。

(4) 注意观察老年人用药后的反应,如果有不良反应应立即上报,以确保用药的安全性。

(5) 滴药后轻轻按揉鼻翼两侧,并保持原卧位 3~5 分钟,利于药液充分吸收。

(6) 用药后避免药液顺鼻腔内进入口腔,如果药液进入口腔,可协助老年人将其吐出。

(7) 老年高血压、心脏病、青光眼患者慎用鼻黏膜血管收缩剂,避免病情加重。

二、为老年人使用滴鼻剂操作流程

步骤	操作流程及图解
工作准备	护理员准备： 1. 衣着整洁，戴口罩。 2. 无长指甲，洗净双手。
	环境准备： 1. 环境安静整洁。 2. 通风良好。
	物品准备： 1. 消毒洗手液、医嘱给药单、治疗盘（内放给药单）、滴鼻剂、棉签（或消毒棉球）等。 2. 检查、确认滴鼻剂、棉签（或消毒棉球）在有效期内。
	老年人准备：老人取舒适体位。
沟通解释评估	携用物至老人房间，问好、自我介绍、友好微笑、称呼恰当、举止得体、礼貌用语，选择合适话题，自然开启话题等。
	采用有效方法核对照护对象基本信息。
	对老年人进行综合评估： 1. 全身情况，如身体状况、意识状态、合作程度等。 2. 局部情况，如肌力、肢体活动度、鼻部状况等。
	1. 为老人介绍照护任务、任务目的、操作时间、关键步骤等。 2. 介绍需要老人注意和配合的内容。 3. 询问老人对沟通解释过程是否存在疑问，是否愿意配合。
	询问老人有无其他需求，环境和体位等是否舒适，询问老人是否可以开始操作。

(续表)

步骤	操作流程及图解
关键操作技能	核对信息： 1. 携用物至老人床旁，核对医嘱给药单，检查核对老人姓名、核对药瓶上的姓名、药品名称、给药途径、用法、给药时间、药品质量和有效期。 2. 确认是左、右鼻腔还是双侧鼻腔用药。 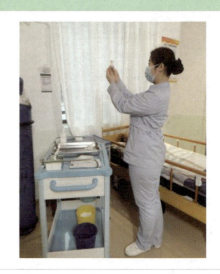 清洁鼻腔： 1. 帮助老人取仰卧位。 2. 协助老人将鼻涕等分泌物排出，并擦拭干净，鼻腔内如有干痂，先用温盐水清洗浸泡，待干痂变软取出后再滴药。 滴入滴鼻剂： 1. 打开滴鼻剂，瓶盖朝上。 2. 用一手轻轻推鼻尖以充分显露鼻腔，嘱咐老人先吸气，另一手持滴鼻剂，瓶口距鼻孔约2厘米，滴入药液，每侧2～3滴，滴药时药剂瓶口勿触碰鼻粘膜。 3. 以手轻轻揉按鼻翼两侧，使药液能均匀地渗到鼻黏膜上。 4. 嘱老人滴药后保持原体位3～5分钟。 5. 滴鼻药过程中随时观察老人情况，询问有无不适。 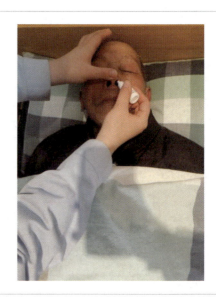
健康教育	针对本次照护任务，在照护过程中进行注意事项的教育： 1. 严格执行遵医嘱给药和查对制度。 2. 如果鼻腔内有干痂，先用温盐水清洗浸泡，待干痂变软取出后再滴药。 3. 照护人员上药动作应轻柔，避免损伤鼻腔黏膜。 4. 向鼻内滴药时，注意瓶口不要碰触鼻部，防止药液污染。 5. 注意观察疗效和不良反应，避免出现反跳性黏膜充血加重。 在照护过程中结合老年人情况开展健康教育，如疾病预防和康复、健康生活方式等。要求如下： 1. 主题和数量合适。 2. 表达方式突出重点，逻辑清晰。 3. 结合主题提出措施或建议，每个主题不少于3条。 4. 语言简单易懂，适合老年人的理解能力。 5. 结合老年人的具体情况（如职业、性格、爱好、家庭等）。

(续表)

步骤	操作流程及图解
评价照护效果	询问老年人有无其他需求、是否满意(反馈),整理各项物品。
	记录老年人姓名、药物名称、给药方式、给药剂量、时间、用药后反应及操作者签名。
	遵守感染控制和管理要求,包括废弃物处理、个人防护及手卫生等。

工作任务评价

工作任务评价的考核表扫码可查看,或至"复旦社云平台"(www.fudanyun.cn)下载。

考核表 6.4.1

任务 5 为老年人使用滴耳剂

学习目标

知识目标:熟悉滴耳剂基本知识和使用的基本原则;掌握使用滴耳剂时的操作要点及注意事项。
能力目标:能为老年人使用滴耳剂。
素质目标:具有给药查对安全意识,具有细心、耐心和责任心。

工作任务描述

一般资料:徐奶奶,女,72岁,离异,与女儿居住在一起,平时由女儿及社区照护人员照顾。喜甜食,性格开朗,喜欢与人聊天。

既往病史:1.冠心病 22 年;2.五年前在体检中确诊为"脑萎缩";3.两年前开始出现记忆力减退、反应迟钝;4.半年以来计算能力下降明显,行动不便。

目前状况:近几日,患中耳炎,右耳痛、耳鸣,影响睡眠,到社区医院就诊,给予氧氟沙星滴耳剂滴耳,1天 2 次,1 次 3 滴。照护人员通过社区智慧养老信息化平台获得老人照护需求信息。

任务要求:为徐奶奶使用滴耳剂。请根据案例完成操作任务。要求用语言和非语言疏导不良情绪,鼓励老人进行康复活动以增强战胜疾病、提高生活质量的信心。

工作任务分解与实施

一、为老年人使用滴耳剂基本认知

1. 滴耳剂基本知识

滴耳剂是用于耳道内的液体制剂,主要用于耳道感染或疾患的局部治疗。

2. 滴耳剂使用基本原则

（1）使用滴耳剂前认真核对药物，查看有效期及确认患耳。

（2）告知老年人治疗的目的和方法，缓解老年人紧张的情绪，以取得积极的配合。

（3）老年人如有耳聋、耳道不通或耳膜穿孔时，不应使用滴耳剂；滴药前后洗净双手，滴药时避免交叉感染。

（4）滴药前注意药物温度不宜太低，以免药液过凉滴入耳道后引起眩晕、恶心等不适症状，嘱老年人如有不适及时告知。

（5）嘱老年人严格遵医嘱用药，根据病情选择合适的滴耳剂，不可擅自盲目用药。

（6）使用滴耳剂后须抚揉压迫耳屏，保持原体位3～5分钟，使药液进入中耳腔，以保证药液的充分吸收，同时也防止变换体位后药液流出。

二、为老年人使用滴耳剂操作流程

操作视频

步骤	操作流程及图解
工作准备	护理员准备： 1. 衣着整洁，戴口罩。 2. 无长指甲，洗净双手。
	环境准备： 1. 环境安静整洁。 2. 通风良好。 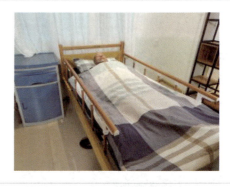
	物品准备： 1. 消毒洗手液、医嘱给药单、治疗盘（内放给药单）、滴耳剂、消毒棉球或棉签、温盐水。 2. 检查、确认滴耳剂、消毒棉球或棉签在有效期内。 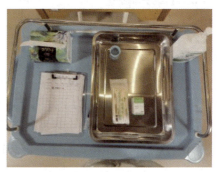
	老年人准备：老人取舒适体位。
沟通解释评估	携用物至老人房间，问好、自我介绍、友好微笑、称呼恰当、举止得体、礼貌用语，选择合适话题，自然开启话题等。
	采用有效方法核对照护对象基本信息。
	对老人进行综合评估： 1. 全身情况，如身体状况、意识状态、合作程度等。 2. 局部情况，如肌力、肢体活动度、耳部状况等。

（续表）

步骤	操作流程及图解
	1. 为老人介绍照护任务、任务目的、操作时间、关键步骤等。 2. 介绍需要老人注意和配合的内容。 3. 询问老人对沟通解释过程是否存在疑问，是否愿意配合。
	询问老人有无其他需求,环境和体位等是否舒适,询问老人是否可以开始操作。
关键操作技能	核对信息： 1. 携用物至老人床旁,核对医嘱给药单,核对老人姓名,核对药瓶上的姓名、药品名称、给药途径、用法、给药时间、药品质量和有效期。 2. 确认是左、右耳还是双侧耳用药。 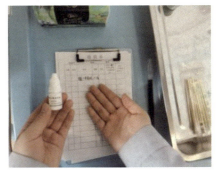 清洁耳道： 帮助老人取坐位或半坐卧位,头偏向一侧,患侧耳在上,健侧耳在下。 用消毒棉球或棉签蘸取温盐水,将耳道分泌物反复清洗至干净,用干棉球或棉签擦干。 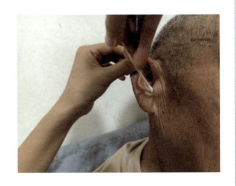 滴入滴耳剂： 1. 左手将老人耳廓后上方轻轻牵拉,使耳道变直。 2. 右手持药瓶,掌根轻靠耳旁,将药液沿耳道后壁滴入3~5滴(或遵医嘱)。 3. 轻压老人耳屏,使药液充分进入中耳;或用消毒棉球塞入外耳道口,以避免药液流出。 4. 滴药后嘱老人保持原体位 3~5 分钟,以利于药液吸收。 5. 滴耳药过程中随时观察老人耳部情况,询问有无不适。 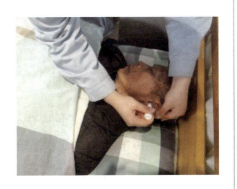
健康教育	针对本次照护任务,在照护过程中进行注意事项的教育： 1. 严格执行遵医嘱给药和查对制度。 2. 注意滴入药液时,瓶口不要碰触耳朵,尤其是病灶部位或渗出液体部位,避免污染药液。 3. 使用滴耳药前,如果外耳道有分泌物应及时清理,上药时患耳朝上。 4. 使用滴耳药时需将耳廓向后上方轻轻牵拉,使耳道变直,便于药液流入耳内,使药液充分吸收。 5. 使用滴耳药后注意观察老年人用药疗效和反应,如有不良反应发生,应立即上报。

(续表)

步骤	操作流程及图解
	在照护过程中结合老年人情况开展健康教育,如疾病预防和康复、健康生活方式等。要求如下: 1. 主题和数量合适。 2. 表达方式突出重点,逻辑清晰。 3. 结合主题提出措施或建议,每个主题不少于 3 条。 4. 语言简单易懂,适合老年人的理解能力。 5. 结合老年人的具体情况(如职业、性格、爱好、家庭等)。
评价照护 效果	询问老年人有无其他需求、是否满意(反馈),整理各项物品。
	记录老年人姓名、药物名称、给药方式、给药剂量、时间、用药后反应及操作者签名。
	遵守感染控制和管理要求,包括废弃物处理、个人防护及手卫生等。

工作任务评价

工作任务评价的考核表扫码可查看,或至"复旦社云平台"(www.fudanyun.cn)下载。

考核表 6.5.1

课件查看

项目七 安全照护

任务 1 对老年人进行跌倒风险评估

学习目标

知识目标:熟悉老年人跌倒内在及外在危险因素主要评估方法;掌握老年人跌倒的主要内在和外在危险因素。

能力目标:能对老年人跌倒内在及外在危险因素进行评估;能将沟通交流、安全护理、心理护理、人文关怀、职业安全与保护、健康教育等贯穿于照护服务全过程中。

素质目标:具有爱心、细心、耐心和责任心,尊重、理解和关怀老年人。

工作任务描述

一般资料:李爷爷,85 岁,丧偶,居住在某小区 1 栋 202 室,和儿子同住,现由某居家社区中心实施居家照护。身高 169 厘米,体重 65 千克,大专文凭,事业单位退休,退休金 7 500 元/月。爱听音乐,爱吃甜食,不喝牛奶。待人温和。育有一子一女,女儿在外地工作,儿子为中学数学老师,工作较忙。

既往病史:1. 高血压病 10 年;2. 认知功能障碍 3 个月。

目前状况:李爷爷能行走,能正常交流。近期记忆力明显下降,经常忘记老花眼镜在哪里,有时面对过去的老照片发呆,有时出门找不到自己的房间。

任务要求:为李爷爷进行跌倒风险评估。请根据案例完成操作任务。要求用语言和非语言疏导不良情绪,鼓励老人进行康复活动以增强战胜疾病、提高生活质量的信心。

工作任务分解与实施

一、老年人跌倒的危害

跌倒是指由于摔倒、绊倒或滑倒等原因导致一个人无意中倒在地面或由高处跌落的事件。跌倒是一种常见的老年综合征,可导致死亡、残疾或组织损伤,是全球意外伤害死亡的第二大原因。跌倒常伴随骨折、颅脑损伤等,增加住院、残疾、死亡等医疗保健负担。

二、老年人跌倒危险因素

1. 老年人跌倒的内在危险因素

(1) 老年人跌倒的内在危险因素分类。老年人跌倒的内在危险因素很多,包括生理因素、病理因素、药物因素和心理因素四个方面,见表7.1.1。很多药物可以影响人的神智、精神、视觉、步态、平衡等方面而引起跌倒,药物因素与老年人跌倒的关联强度见表7.1.2。

表7.1.1 老年人跌倒的内在危险因素分类

生理因素	步态和平衡功能	1. 步幅变短、行走不连续等。 2. 中枢控制能力下降,对比感觉降低,躯干摇摆较大,反应能力下降、反应时间延长等。
病理因素	感觉系统	1. 视力、视觉分辨率、视觉的空间和深度感及视敏度下降。 2. 老年性传导性听力损失、老年性耳聋等。 3. 老年人触觉下降,前庭功能和本体感觉退行性减退等。
	中枢神经系统	中枢神经系统的退变影响智力、肌力、肌张力、感觉等。
	骨骼肌肉系统	老年人骨骼、关节、韧带及肌肉的结构、功能损害和退化等。
	神经系统疾病	脑卒中、帕金森病、脊椎病、小脑疾病、前庭疾病、外周神经系统病变等。
	心血管疾病	体位性低血压、脑梗死、小血管缺血性病变等。
	影响视力的眼部疾病	白内障、偏盲、青光眼、黄斑变性。
	心理及认知因素	痴呆(尤其是阿尔茨海默病)、抑郁症。
	其他	1. 昏厥、眩晕、惊厥、偏瘫、足部疾病及足或脚趾的畸形等。 2. 感染、肺炎及其他呼吸道疾病等。 3. 尿频、尿急、尿失禁等泌尿系统问题。
药物因素	精神类药物	抗抑郁药、抗焦虑药、催眠药、抗惊厥药、安定药。
	心血管药物	抗高血压药、利尿剂、血管扩张药。
	其他	降糖药、非甾体类抗炎药、镇痛剂、多巴胺类药物、抗帕金森病药。
心理因素		沮丧、抑郁、焦虑、情绪不佳等因素及其导致的与社会的隔离。

表 7.1.2　药物因素与老年人跌倒的关联强度

因　　素	关　联　强　度
精神类药	强
抗高血压药	弱
降糖药	弱
使用四种以上的药物	强

(2) 内在危险因素评估,具体如下。

① 一般老年人的跌倒内在危险因素评估也可以用老年人跌倒干预技术指南《老年人跌倒风险评估表》(见表7.1.3)进行评估,该量表包括8个方面的35个子条目。其中,运动3个子条目;跌倒史2个子条目;精神不稳定状态4个子条目;自控能力3个子条目;感觉障碍4个子条目;睡眠状况3个子条目;用药史9个子条目;相关病史7个子条目。

表 7.1.3　老年人跌倒风险评估表

运　　动	权重	得分	睡眠状况	权重	得分
步态异常/假肢	3		多醒	1	
行走需要辅助设施	3		失眠	1	
行走需要旁人帮助	3		夜游症	1	
跌倒史			用药史		
有跌倒史	2		新药	1	
因跌倒住院	3		心血管药物	1	
精神不稳定状态			降压药	1	
谵妄	3		镇静、催眠药	1	
痴呆	3		戒断治疗	1	
兴奋/行为异常	2		糖尿病用药	1	
意识恍惚	3		抗癫痫药	1	
自控能力			麻醉药	1	
大便/小便失禁	1		其他	1	
频率增加	1		相关病史		
保留导尿	1		神经科疾病	1	
感觉障碍			骨质疏松症	1	
视觉受损	1		骨折史	1	
听觉受损	1		低血压	1	
感觉性失语	1		药物/乙醇戒断	1	
其他情况	1		缺氧症	1	
			年龄80岁及以上	3	
评分标准:1~2分为跌倒低危人群;3~9分为跌倒中危人群;10分及以上为跌倒高危人群					

② 居住在养老院的所有老年人都应被视为跌倒高风险人群,无需进行跌倒风险筛查。建议在

老年人入住养老院时进行多因素跌倒风险评估,以避免跌倒及相关伤害。在医院住院的老年人跌倒的内在危险因素评估可以用Morse跌倒风险评估量表,见表7.1.4,这是公认的专为评估住院患者跌倒风险而设计的标准评估工具。在医院内,建议对所有大于或等于65岁老年住院病人进行多因素跌倒风险评估。

Morse跌倒风险评估量表0~24分低风险,按要求落实基础护理。25~45分中风险,给予跌倒坠床标准预防性干预。45分或以上高风险,给予跌倒坠床高风险预防性干预。

表7.1.4 Morse跌倒风险评估量表

项 目	评 价 标 准		得分
1. 跌倒史	近三个月内无跌倒史	0	
	近三个月内有跌倒史	25	
2. 超过1个医学诊断	没有	0	
	有	15	
3. 行走辅助	不需要/完全卧床/有专人扶持	0	
	拐杖/手杖/助行器	15	
	依扶家居行走	30	
4. 静脉输液/置管/使用特殊药物	没有	0	
	有	20	
5. 步态	正常/卧床休息/轮椅代步	0	
	虚弱乏力	10	
	平衡失调/不平衡	20	
6. 认知状态	了解自己能力,量力而行	0	
	高估自己能力/忘记自己受限制/意识障碍/躁动不安/沟通障碍/睡眠障碍	15	

评分标准:
跌倒低危人群,小于25分;跌倒中危人群,25~45分;跌倒高危人群,大于45分

③ 社区老年人跌倒风险评估常用的跌倒风险筛查工具有两种:一是采取单一问题"您在过去1年里跌倒过吗"。二是"3个关键问题",包括"您在过去1年里跌倒过吗""您在站立或行走时是否感觉不稳"和"您是否会担心跌倒"。"3个关键问题"可以评估多个跌倒风险因素,对于跌倒预测的敏感度更高。当上述跌倒风险筛查发现任何问题时,均应对老年人进行客观评估,推荐采取步速(小于0.8米/秒为界值)或计时"起立—步行"测试(大于15秒为界值)。

计时"起立—步行"测试,是一种快速定量评定平衡和步行功能的方法,可以综合评定下肢的肌力、平衡及步态,进而快速、定量评定老年人的功能性步行能力。适用人群为65岁以上、有跌倒史或有跌倒倾向者;四肢肌力Ⅳ级或以上,无明显视力、听力障碍,能独立完成此试验。测试过程中可以观察并记录老年人的姿势、稳定性、步态、步幅和摆动情况,查看是否有以下情况,比如:缓慢而蹒跚的步伐、失去平衡、短步幅、很少或没有手臂摆动、靠墙来稳定自己、拖着脚走、整体转身、错误使用辅助设备等。测试结果:"起立—步行"时间≤10秒正常;10秒<"起立—步行"时间≤20秒低危,活动较好,可独自步行,不需辅助;20秒<"起立—步行"时间≤30秒中危,活动障碍,不能独自步行外出,需要辅助;"起立—步行"时

间>30秒高危,行动不便,需要极大帮助才可以完成大部分的活动。

2. 老年人跌倒的外在危险因素

(1) 环境因素。昏暗的灯光,湿滑、不平坦的路面,在步行途中的障碍物,不合适的家具高度和摆放位置,楼梯台阶,卫生间没有扶拦、把手等都可能增加跌倒的危险,不合适的鞋子和行走辅助工具也与跌倒有关。室外的危险因素包括台阶和人行道缺乏修缮,雨雪天气、拥挤等都可能引起老年人跌倒。评估和预防老年人跌倒家居环境危险因素可以用《预防老年人跌倒家居环境危险因素评估表》(本表不适于对农村家居环境的评估),见表7.1.5。

表7.1.5 预防老年人跌倒家居环境危险因素评估表

序号	评估内容	评估方法	选项(是;否;无此内容)	
			第一次	第二次
地面和通道				
1	地毯或地垫平整,没有褶皱或边缘卷曲	观察		
2	过道上无杂物堆放	观察(室内过道无物品摆放,或摆放物品不影响通行)		
3	室内使用防滑地砖	观察		
4	未养猫或狗	询问(家庭内未饲养猫、狗等动物)		
客 厅				
1	室内照明充足	测试、询问(以室内所有老年人根据能否看清物品的表述为主,有眼疾者除外)		
2	取物不需要使用梯子或凳子	询问(老年人近一年内未使用过梯子或凳子攀高取物)		
3	沙发高度和软硬度适合起身	测试、询问(以室内所有老年人容易坐下和起身作为参考)		
4	常用椅子有扶手	观察(观察老年人习惯用椅)		
卧 室				
1	使用双控照明开关	观察		
2	躺在床上不用下床也能开关灯	观察		
3	床边没有杂物影响上下床	观察		
4	床头装有电话	观察(老年人躺在床上也能接打电话)		
厨 房				
1	排风扇和窗户通风良好	观察、测试		
2	不用攀高或不改变体位可取用常用厨房用具	观察		
3	厨房内有电话	观察		
卫 生 间				
1	地面平整,排水通畅	观察、询问(地面排水通畅,不会存有积水)		
2	不设门槛,内外地面在同一水平	观察		
3	马桶旁有扶手	观察		

(续表)

序号	评估内容	评估方法	选项(是;否;无此内容)	
			第一次	第二次
4	浴缸/淋浴房使用防滑垫	观察		
5	浴缸/淋浴房旁有扶手	观察		
6	洗漱用品可轻易取用	观察(不改变体位,直接取用)		

（2）社会因素。老年人的教育和收入水平、卫生保健水平、享受社会服务和卫生服务的途径、室外环境的安全设计，以及老年人是否独居、与社会的交往和联系程度都会影响其跌倒的发生率。

三、对老年人进行跌倒风险评估操作流程

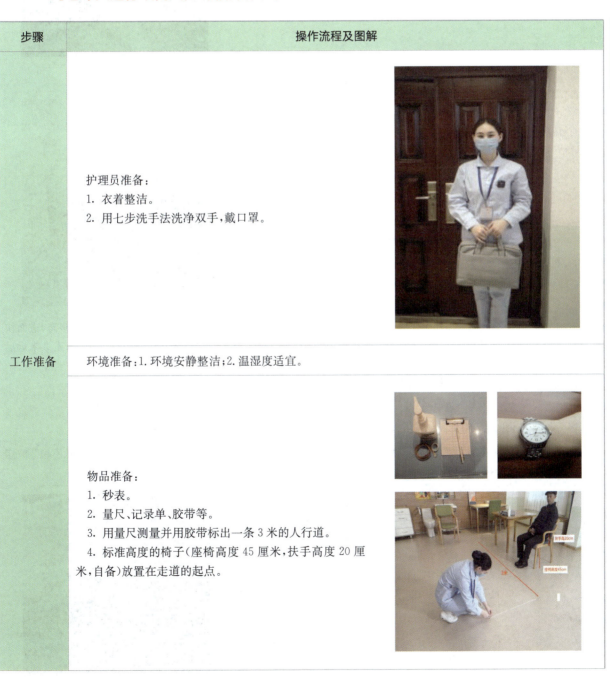

步骤	操作流程及图解
工作准备	护理员准备： 1. 衣着整洁。 2. 用七步洗手法洗净双手，戴口罩。 环境准备：1.环境安静整洁；2.温湿度适宜。 物品准备： 1. 秒表。 2. 量尺、记录单、胶带等。 3. 用量尺测量并用胶带标出一条3米的人行道。 4. 标准高度的椅子(座椅高度45厘米，扶手高度20厘米，自备)放置在走道的起点。

(续表)

步骤	操作流程及图解
	老年人准备:65岁以上、有跌倒史或有跌倒倾向的老年人;四肢肌力Ⅳ级或以上,无明显视力、听力障碍,能独立完成此试验。
沟通解释评估	携用物赶往老人居住地址,核对门牌号,敲门问好、自我介绍、友好微笑、称呼恰当、举止得体、礼貌用语,选择合适话题,自然开启话题等。 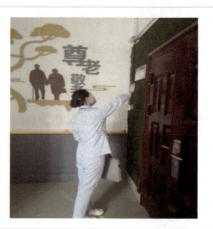
	采用有效方法核对照护对象基本信息。
	通过交流和观察对老人进行综合评估: 1. 全身情况,如神志、精神状态、情绪、活动能力等。 2. 局部情况,如肌力情况(Ⅳ级或以上),视力听力(无障碍)。 3. 特殊情况,针对本情境可能存在的情况。 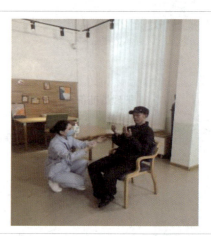
	1. 为老人介绍照护任务(老年人跌倒风险评估),任务目的(综合评定下肢的肌力、平衡及步态,进而快速、定量地评定老年人的功能性步行能力),操作时间(十几分钟),关键步骤(坐在椅子上起身走3米远后再返回坐下,重复3次)。 2. 安抚老人情绪,介绍需要老人注意和配合的内容。 3. 询问老人对沟通解释过程是否存在疑问,是否愿意配合。
	询问老人有无其他需求,环境和体位等是否舒适,询问老人是否可以开始操作。
关键操作技能	1. 实施"3个关键问题"评估,包括"您在过去1年里跌倒过吗""您在站立或行走时是否感觉不稳"和"您是否会担心跌倒"。 2. 给老人示范计时"起立—步行"测试。 3. 允许老人练习一次。 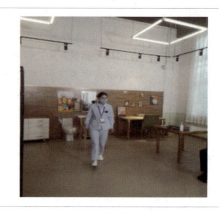

(续表)

步骤	操作流程及图解
	4. 老人坐在扶手椅上,背部靠在椅背上,将手放在椅子的扶手上。任何用于行走的辅助设备都应该在附近。应穿常规鞋和使用常规助行器。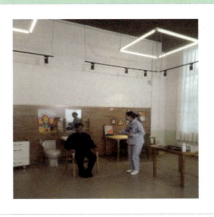
	5. 计时开始后,让老人以最快的速度走到3米线处,双脚均过3米线后转身。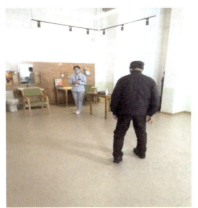
	6. 再以最快的速度回到座椅处,坐下,身子靠到椅背上,当老人的臀部接触座椅时停止计时。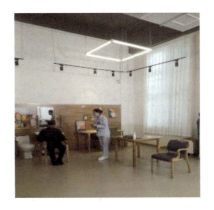
	7. 测3次,取平均值,每次测试中间休息1分钟;取最好成绩。时间精确到毫秒:00.00秒。
	8. 告知老人测试结果。
健康教育	针对本次照护任务,在照护过程中进行注意事项的教育: 1. 计时"起立—步行"测试结果通常通过计算老年人的抬起时间、步行时间等指标进行评估。根据不同的测试目的,也可以额外评估并记录其他相关指标,如老年人的步态稳定性、步幅长度、步行对称性等。 2. 在分析测试结果时,测试者需要考虑老年人的个体差异、脑血管病变和老年痴呆等因素的影响。 在照护过程中结合老年人情况开展健康教育,如疾病预防和康复、健康生活方式等。要求如下: 1. 体育锻炼能增强肌力、肌肉的柔韧性、步态的稳定性,保持平衡能力,增加灵活性、减少反应时间,常用的锻炼方式有打太极拳、站立、行走、爬楼梯等。 2. 家里的地面应平坦、防滑、没有障碍物,光线应均匀、柔和、避免闪烁,楼梯、走廊、厕所、浴室要安装扶手。 3. 如果平时服用的用药种类较多,应遵医嘱正确用药,同时注意用药后的反应,有不良反应就及时调整用药。

(续表)

步骤	操作流程及图解
评价照护效果	询问老年人有无其他需求、是否满意(反馈),整理各项物品。 记录测试的结果和老年人的反应。 遵守感染控制和管理要求,包括废弃物处理、个人防护及手卫生等。

工作任务评价

工作任务评价的考核表扫码可查看,或至"复旦社云平台"(www.fudanyun.cn)下载。

考核表 7.1.1

任务 2 对老年人进行跌倒应急宣教

学习目标

知识目标:熟悉老年人跌倒摔伤主要急救处理方法;掌握老年人跌倒后自行起身主要操作流程。

能力目标:能演示老年人跌倒后自行起身主要操作流程;能将沟通交流、安全护理、心理护理、人文关怀、职业安全与保护、健康教育等贯穿于照护服务全过程中。

素质目标:具有爱心、细心、耐心和责任心,尊重、理解和关怀老年人。

工作任务描述

一般资料:李爷爷,85 岁,丧偶,居住在某小区 1 栋 202 室,和儿子同住,现由某居家社区中心实施居家照护。身高 169 厘米,体重 65 千克。大专文凭,事业单位退休,退休金 7 500 元/月。爱听音乐,爱吃甜食,不喝牛奶。待人温和。育有一子一女,女儿在外地工作,儿子为中学数学老师,工作较忙。

既往病史:1. 高血压病 10 年;2. 认知功能障碍 3 个月。

目前状况:李爷爷能正常交流,能行走,计时"起立一步行"测试结果为低危,需加强防跌意识和针对跌倒危险的相应措施宣教。近期记忆力明显下降,经常忘记老花眼镜在哪里,有时面对过去的老照片发呆,有时出门找不到自己的房间。

任务要求:对李爷爷进行跌倒应急宣教。请根据案例完成操作任务。要求用语言和非语言疏导不良情绪,鼓励老人进行康复活动以增强战胜疾病、提高生活质量的信心。

工作任务分解与实施

一、概述

老年人神经系统、关节韧带退变,平衡协调能力差,对意外情况反应慢,关节稳定性也差,容易发生跌倒摔伤。老年群体具有发生跌倒后外伤的高风险性,照护人员必须掌握外伤的初步判断和紧急处理,为老年人后续的急救治疗赢得时间,打好基础。《老年人跌倒干预技术指南》提出了老年人跌倒后不同摔伤情况下的主要急救处理措施,见表 7.2.1。

表 7.2.1　老年人跌倒摔伤主要急救处理办法

老年人跌倒摔伤情况	老年人跌倒摔伤主要急救处理方法
老人意识不清或颅脑损伤	立即拨打急救电话
扭伤及肌肉拉伤	受伤处抬高制动,可以冷敷减轻疼痛
外伤出血	立即止血、包扎
疑似骨折	不要随便搬动,以免加重病情;有相关专业知识时根据情况简单处理
呕吐	应将其头部偏向一侧,并清理口腔、鼻腔呕吐物,保证呼吸通畅
抽搐	应移至平整软地面或身体下垫软物,防止碰、擦伤,必要时牙间垫较硬物,防止舌咬伤,不要硬掰抽搐肢体,防止肌肉、骨骼损伤
呼吸、心跳停止	立即进行胸外心脏按压、口对口人工呼吸等急救措施
如需搬动	应保证平稳,尽量平卧

二、老年人跌倒后自行起身操作流程

操作视频

步骤	操作流程及图解
工作准备	护理员准备:1. 衣着整洁;2. 用七步洗手法洗净双手,戴口罩。 环境准备:1. 环境安静整洁;2. 温湿度适宜。 物品准备:椅子(自备)、毯子。 老年人准备:老人能正常交流,能行走,计时"起立—步行"测试结果为低危。
沟通解释评估	携用物赶往老人居住地址,核对门牌号、敲门问好、自我介绍、友好微笑、称呼恰当、举止得体、礼貌用语,选择合适话题,自然开启话题等。 采用有效方法核对照护对象基本信息。 通过交流和观察对老人进行综合评估: 1. 全身情况,如神志、精神状态、情绪、活动能力等。 2. 局部情况,如肌力情况(Ⅳ级或以上)、视力听力情况(视力听力无障碍)。 3. 特殊情况,针对本情境可能存在的情况。

(续表)

步骤	操作流程及图解
	1. 为老人介绍照护任务(老年人跌倒后自行起身)、任务目的(这样跌倒以后可以尽可能靠自己的力量站起来)、操作时间(十几分钟)、关键步骤。 2. 安抚老人情绪,介绍需要老人注意和配合的内容。 3. 询问老人对沟通解释过程是否存在疑问,是否愿意配合。
	询问老人有无其他需求,环境和体位等是否舒适,询问老人是否可以开始操作。
关键操作技能	1. 告诉老人,开始给他进行示范。 2. 跌倒后第一步:保持镇静,几分钟内不要动,因为动太快会造成更多伤害。 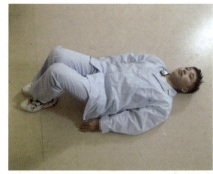 3. 第二步:弄清楚自己是否受伤。缓慢移动手和脚、手臂和腿,检查是否疼痛。 4. 第三步:如果没有受伤,是背部先着地,应弯曲双腿,挪动臀部到放有毯子的椅子或床铺旁,然后使自己较舒适地平躺,盖好毯子,保持体温,如可能要向他人寻求帮助。休息片刻,等体力准备充分后,尽力使自己向椅子的方向翻转身体,使自己变成俯卧位。 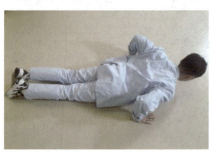 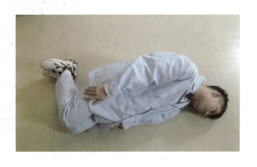 5. 第四步:慢慢地推到一个爬行的位置,慢慢地用手和膝盖爬向一个坚固的椅子或家具。不要着急,需要的时候休息一下。 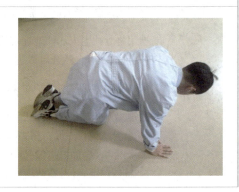

(续表)

步骤	操作流程及图解
	6. 第五步:把手放在椅子上,用椅子支撑自己;抬起一条小腿垂直于地面,脚平放在地上,另一条腿保持跪姿;用双臂和双腿慢慢向上推至站立。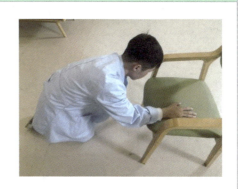
	7. 第六步:慢慢转身,将自己放低到椅子上。在做其他事情之前,先坐下来喘几分钟气。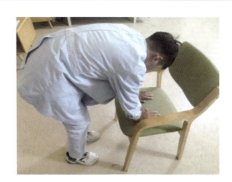
	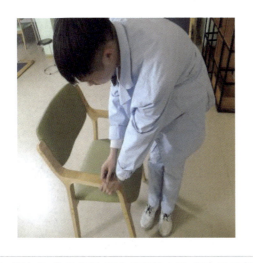 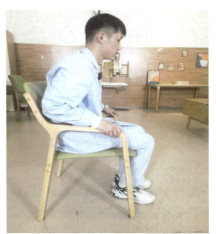
	8. 第七步:休息片刻,部分恢复体力后,打电话寻求帮助——最重要的就是报告自己跌倒了。
	9. 询问老人是否看明白并复述跌倒后自行起身的主要步骤。
健康教育	针对本次照护任务,在照护过程中进行注意事项的教育: 1. 跌倒后先不要慌,移动前一定要评估受伤情况,如果觉得自己有骨折、扭伤等情况,先不着急移动。 2. 跌倒后尽自己最大的努力找到可以应用的物品,尽力找到办法让自己保暖和移动。
	在照护过程中结合老年人情况开展健康教育,如疾病预防和康复、健康生活方式等。
评价照护效果	询问老年人有无其他需求、是否满意(反馈),整理各项物品。
	记录结果。
	遵守感染控制和管理要求,包括废弃物处理、个人防护及手卫生等。

工作任务评价

工作任务评价的考核表扫码可查看,或至"复旦社云平台"(www.fudanyun.cn)下载。

考核表 7.2.1

任务 3 为老年人扭伤及肌肉拉伤部位进行冷敷

学习目标

知识目标:掌握冷敷的目的、适应证与禁忌证;掌握冷敷的主要方法。

能力目标:能对老年人扭伤及肌肉拉伤部位进行冷敷;能将沟通交流、安全护理、心理护理、人文关怀、职业安全与保护、健康教育等贯穿于照护服务全过程中。

素质目标:具有爱心、细心、耐心和责任心,尊重、理解和关怀老年人。

工作任务描述

一般资料:沈奶奶,85 岁,生活基本能自理,与老伴一起住在某养老照护中心 612 房间。身高 165 厘米,高中文凭,事业单位退休,退休金 5 200 元/月。爱打麻将、养鸟、养花。育一子,在外地工作,经常加班。

既往病史:慢性支气管炎。

目前状况:沈奶奶入住养老照护中心近 9 个月,能独立行走,喜欢推着老伴坐轮椅。一天下午沈奶奶扶着老伴下床坐轮椅,不慎将自己的右手腕关节扭伤和肌肉拉伤。沈奶奶诉自己的手腕胀痛,查看右手腕皮肤有轻微肿胀,暂无其他不适。

任务要求:为沈奶奶扭伤及肌肉拉伤部位进行冷敷。请根据案例完成操作任务。要求用语言和非语言疏导不良情绪,鼓励老人进行康复活动以增强战胜疾病、提高生活质量的信心。

工作任务分解与实施

一、急性软组织损伤及冷敷法基本认知

1. 急性软组织损伤

由于扭伤、挫伤、跌扑伤或撞击伤等原因,导致人体运动系统皮肤以下骨骼之外的肌肉、韧带、筋膜、肌腱、滑膜、脂肪、关节囊等组织以及周围神经、血管的不同情况的损伤,即称为急性软组织损伤。

2. 急救冷敷法

冷敷法是冷疗法中的一种,主要应用于外伤、扭伤以及发热。在 24 小时之内进行冷敷,用冰袋或湿毛巾敷在皮肤表面,可以使局部毛细血管收缩,有消炎、止血、止痛、降低体温的作用。冷敷法外伤急救时

多用于早期的急性软组织挫伤引起的疼痛、水肿。

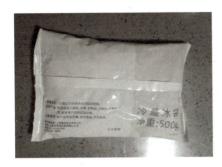

图7.3.1 普通冰袋

冷敷的方法有两种,一种是用冰袋冷敷。可以用普通冰袋(见图7.3.1);也可以自己制作,方法是用结实的无损的塑料袋,按照冰与水1∶2或1∶3的比例将冰水混合物装入到袋中,不要装得过满,装1/2或者2/3左右,扎紧口袋,简易冰袋就做好了(见图7.3.2),放在所需冷敷的部位。随着科技的发展,除传统冰袋外,也出现了一次性捏碎即用速冷冰袋(见图7.3.3),使用前找到冰袋里面的液体包,用力捏破内袋,3秒内即可制冷,并上下抖动使内容物充分混合,冰袋温度会在2分钟内降至0~5摄氏度。

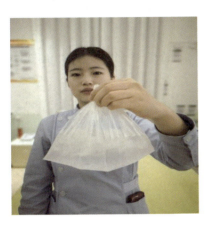

图7.3.2 自制冰袋

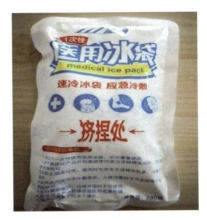

图7.3.3 医用速冷冰袋

另一种冷敷法是,把毛巾或敷布在冷水或冰水内浸湿,拧干敷在患处,最好用两块毛巾或敷布交替使用,敷后用毛巾擦干。

3. 冷敷法应用禁忌

一般情况下,冷敷的禁忌证包括有严重的心脏功能障碍和局部血液循环障碍、皮肤缺失等。在冷敷应用中的禁忌部位有胸部心前区、人体腹部、足部、耳廓、枕后以及男性阴囊等,因为有可能导致心律失常等心脏疾病,或引起腹泻,或影响降温效果,或发生冻伤等情况。

(1)严重的心脏功能障碍:冷敷所引起的低温,作用于局部皮肤,可以促进血管的收缩扩张运动,有利于加速血液循环,短暂较深的低温可以使神经系统兴奋。患有严重的心脏功能障碍的人群,可能会由于血液突然地加速流动,导致心脏一时间无法负荷,从而造成身体不适,如疼痛、呼吸困难等。

(2)局部血液循环障碍:局部血液循环障碍主要是以患有动脉硬化、高血压、血管栓塞等疾病为主,患有上述疾病的人群可能会在冷敷的低温刺激下,引起小血管收缩,导致血流缓慢,这样反而会加重血液循环障碍。

(3)皮肤缺失:具有开放性伤口或皮肤由于各种原因引起缺失的患者一般也不能进行冷敷,否则低温容易刺激伤口,影响恢复。

二、为老年人扭伤及肌肉拉伤部位进行冷敷操作流程

步骤	操作流程及图解
工作准备	护理员准备:1.衣着整洁;2.用七步洗手法洗净双手,戴口罩。
	环境准备:1.环境安静整洁;2.温湿度适宜。

操作视频

(续表)

步骤	操作流程及图解
	物品准备:冰袋、冷敷标签、垫巾、毛巾、记录单、笔。
	老年人准备:老人平卧或坐位。
沟通解释评估	携用物赶往老人房间,敲门问好、自我介绍、友好微笑、称呼恰当、举止得体、礼貌用语,选择合适话题,自然开启话题等。
	采用有效方法核对照护对象基本信息。
	通过交流和观察对老人进行综合评估: 1. 全身情况,如精神状态、情绪、活动能力等。 2. 局部情况,右手腕关节肿胀情况。 3. 特殊情况,针对本情境可能存在的情况。
	1. 为老人介绍照护任务(冷敷)、任务目的(止痛和消肿)、操作时间(20分钟左右)、关键步骤(局部制动抬高)。 2. 安抚老人情绪,介绍需要老人注意和配合的内容。 3. 询问老人对沟通解释过程是否存在疑问,是否愿意配合。
	询问老人有无其他需求,环境和体位等是否舒适,询问老人是否可以开始操作。
关键操作技能	1. 携用物至老人房间,将老人移至床上或座椅上,取舒适体位,手腕关节制动抬高。
	2. 在冷敷部位右手腕下面垫一次性垫巾。

(续表)

步骤	操作流程及图解
	3. 从冰箱取出冰袋用毛巾包好。 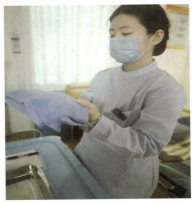
	4. 将用毛巾包好的冰袋冷敷老人右手腕患处。 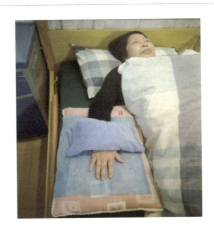
	5. 在冷敷标签上注明老人姓名、冷敷部位和时间。 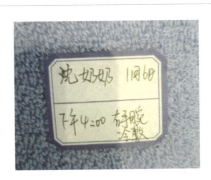
	6. 标签在毛巾醒目处贴好,班班交接;随时巡视老人情况,了解老人患处皮肤反应,并观察老人有无其他不适。 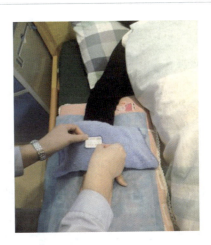

(续表)

步骤	操作流程及图解
	7. 20分钟后取下冰袋和毛巾,撤去垫巾。
	8. 仔细检查并确认老人冷敷部位皮肤无苍白、发绀、发痒等冻伤症状,协助老人取舒适体位。
健康教育	针对本次照护任务,在照护过程中进行注意事项的教育: 1. 扭伤之后,冷敷越早越好,冷敷位置选择在红肿热痛明显的皮肤表面。 2. 应仔细检查询问老人有无冷敷禁忌症。 3. 检查冰袋有无破损。 4. 冷敷局部应抬高制动。 5. 冷敷过程中密切观察老人的反应和冰袋有无破损渗漏。 6. 冷敷时间不超过20分钟。
	在照护过程中结合老年人情况开展健康教育,如疾病预防和康复、健康生活方式等。要求如下: 1. 急性扭伤的48小时内不要热敷或者按摩脚踝,这样会加重内部出血,造成肿胀,加重损伤。 2. 受伤的部位要制动,不要活动。 3. 用毛巾包着冰袋或用冷水浸过的毛巾敷在扭伤部位,每次20分钟左右,最好多敷几次,每两次冷敷之间间隔1小时左右。 4. 扭伤后的前两天,休息的时候需要在扭伤部位垫上枕头,保证脚踝高于心脏水平线。 5. 如果经过上面的处理,扭伤部位的疼痛肿胀没有明显缓解,需要就医进行拍片等检查,防止有骨折、韧带等严重损伤。
评价照护效果	询问老年人有无其他需求、是否满意(反馈),整理各项物品。
	洗手,在记录单上记录老人姓名、冷敷部位、时间、局部皮肤情况。
	遵守感染控制和管理要求,包括废弃物处理、个人防护及手卫生等。

工作任务评价

工作任务评价的考核表扫码可查看,或至"复旦社云平台"(www.fudanyun.cn)下载。

考核表 7.3.1

任务4 为老年人外伤出血部位进行止血包扎

学习目标

知识目标:熟悉外伤出血及止血包扎基本知识;掌握止血包扎的操作要点及注意事项。

能力目标:能为老年人外伤出血部位进行止血包扎;能将沟通交流、安全护理、心理护理、人文关怀、职业安全与保护、健康教育等贯穿于照护服务全过程中。

素质目标:具有爱心、细心、耐心和责任心,尊重、理解和关怀老年人。

工作任务描述

一般资料:张爷爷,70岁,认知功能障碍,入住某阿默老年照护中心301房2床。身高167厘米,体重65千克。大专文化,事业单位退休,退休金5000元/月。喜吃甜食,不喝牛奶,待人友善。育有二子一女,均在外地工作,工作比较忙,节假日会轮流来机构探望。

既往病史:1.高血压病15年;2.脑梗死1年;3.中度认知功能障碍半年。

目前状况:张爷爷入住认知功能障碍老年照护中心半年,左侧肢体麻木、无力,借助助行器能行走,能简单交流。近期记忆力明显下降,经常忘记自己的房间在哪里,有时看着墙上的老照片发呆。老伴是高校退休人员,喜欢跳舞,平时经常来看望张爷爷。某天午休后,张爷爷自行起床想去上洗手间,因取助行器用力不当不慎跌倒,右手背擦伤,手背皮肤有一个1.5厘米×2.5厘米伤口,肿胀、疼痛、出血,无其他不适。

任务要求:为张爷爷进行止血包扎。请根据案例完成操作任务。要求用语言和非语言疏导不良情绪,鼓励老人进行康复活动以增强战胜疾病、提高生活质量的信心。

工作任务分解与实施

一、为老年人开展外伤出血部位止血包扎的基本认知

1. 出血概述

出血是指血液从伤口流至组织间隙、体腔内或体外的现象。根据出血血管的种类,可将外伤出血分为静脉出血、动脉出血、毛细血管出血。血管种类不同,其严重程度不同,见表7.4.1。

表7.4.1 出血种类及特征

类型	血液颜色	血流速度	危险性	常见损伤原因
动脉出血	鲜红色	呈喷射状	危险性最大	外伤、外科手术等医源性损伤
静脉出血	暗红色	呈涌出状或渗出状	危险性较大	外力碰撞、自身疾病
毛细血管出血	由鲜红色变暗红色	渗出呈水珠状	危险性较小	皮肤擦伤

2. 老年人外伤出血的评估

(1)评估老年人外伤出血的类型。
(2)评估老年人的神志、面色、表情等。
(4)观察老年人受伤出血部位,如有无肿胀、外形改变、能否活动等。
(5)观察导致老年人受伤现场的危险因素,若老年人无骨折能移动,协助老年人尽快离开现场。

3. 老年人外伤出血后的紧急处理

(1)止血。止血有直接压迫止血和加压包扎止血两种方法。① 直接压迫止血:适用于各类血管出血的初步止血,是简单有效的临时性止血方法。

操作方法:用无菌纱布或清洁手帕、毛巾等直接置于出血处,用手指或手掌直接按压止血。注意,需先检查伤口是否有异物,见图7.4.1,若有异物不能采用直接压迫止血。直接压迫止血见图7.4.2。

② 加压包扎止血:适用于小动脉、静脉及毛细血管出血,是急救中最常用的止血方法之一。注意,关节脱位及伤口有碎骨存在时不用此法。

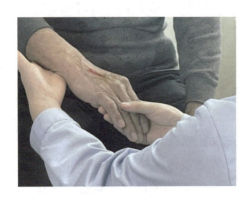
图 7.4.1　检查伤口

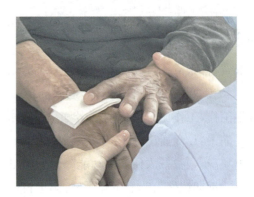
图 7.4.2　直接压迫止血

操作方法:立即用无菌纱布或清洁手帕、毛巾、棉质衣物等敷于伤口上,然后用绷带或三角巾(见图 7.4.3)缠绕数圈加压包扎,加压的强度以达到止血又不影响血液循环为宜。

(2)包扎方法。伤口包扎的目的是保护伤口免受再污染、压迫止血、固定敷料、固定夹板及减轻疼痛。最常用的材料是绷带、三角巾等。紧急情况下可用清洁的毛巾、衣服、被单等代替。常用卷轴绷带包扎方法如下。

① 环行包扎法:是最常用、最基本的绷带包扎方法,适用于绷带开始与结束时固定带端;包扎颈、腕、胸、腹等粗细相等部位的小伤口。

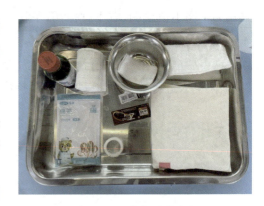
图 7.4.3　包扎用物准备

操作方法:

将绷带做环行的重叠缠绕(不少于 2 周),见图 7.4.4;下一周将上一周绷带完全遮盖;将绷带末端毛边反折,再用胶布或安全别针固定;或将带尾中间剪开分成两头,避开伤区打结固定。以下所有包扎均可采用这两种方式固定。

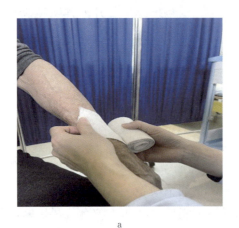

a　　　　　　　　　　b

图 7.4.4　环形包扎法

② 蛇形包扎法(斜绷法):适用于从一处迅速延伸到另一处作简单固定,可用于敷料或夹板的固定。

操作方法,见图 7.4.5。

将绷带环行缠绕二圈;以绷带宽度为间隔,斜行上绕互不遮盖;将绷带再次环行缠绕二圈;固定方法同环行包扎法。

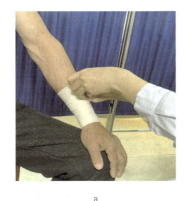
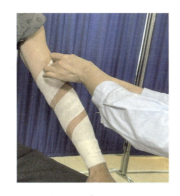

a   b

图 7.4.5 　蛇形包扎法

③ 螺旋形包扎法：用于包扎直径基本相同的部位如上臂、手指、躯干、大腿等。

操作方法，见图 7.4.6。

将绷带环行缠绕二圈；稍微倾斜（小于 30 度角），螺旋向上缠绕；每周遮盖上周的 1/3～1/2；将绷带再次环行缠绕二圈，固定。

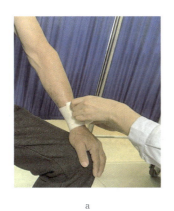
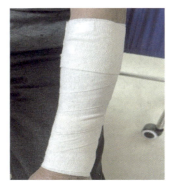

a   b

图 7.4.6 　螺旋形包扎法

④ 螺旋反折包扎法（折转法）：用于直径大小不等的部位如前臂、小腿等。

操作方法，见图 7.4.7。

将绷带环行缠绕二圈；稍微倾斜（小于 30 度角），螺旋向上缠绕；每周均把绷带向下反折，遮盖其上周的 1/3～1/2，反折部位应相同，使之成一直线。

将绷带再次环行缠绕二圈，固定。注意不可在伤口上或骨隆突处反折。

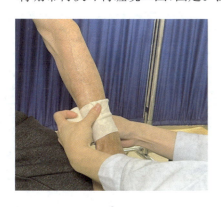
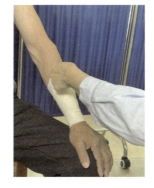
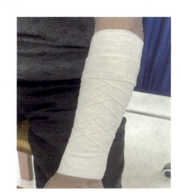

a   b   c

图 7.4.7 　螺旋反折包扎法

⑤ "8"字形包扎法:用于直径不一的部位或屈曲的关节如手掌(背)、肘、肩、髋、膝等。操作方法,见图 7.4.8。

屈曲关节后在关节远心端环形包扎两周;右手将绷带从右下越过关节向左上绷扎,绕过后面,再从右上(近心端)越过关节向左下绷扎,如此反复,使之呈"8"字形,每周覆盖上周 1/3~1/2;包扎范围为关节上 10 厘米、关节下 10 厘米。环形包扎 2 周固定。

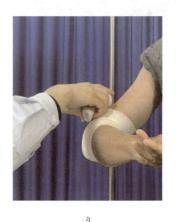 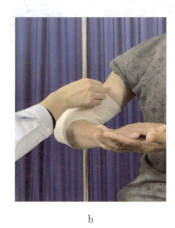 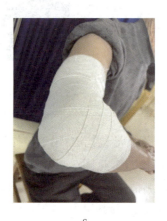

a　　　　　　　　　　　　b　　　　　　　　　　　　c

图 7.4.8　"8"字形包扎法

(3) 包扎注意事项有以下几点:

① 操作时应小心、谨慎,不要触及伤口,以免加重疼痛或导致伤口出血及污染。

② 包扎时如有皮肤皱褶处,如腋下、乳下、腹股沟等,应用棉垫或纱布衬隔,骨隆突处也用棉垫保护。

③ 包扎方向为自下而上、由左向右,从远心端向近心端包扎,以助静脉血回流。

④ 包扎时应松紧适宜,避免影响血液循环及松脱。

⑤ 包扎四肢应将指(趾)端外露,并观察皮肤血液循环。

⑥ 打结固定时,结应放在肢体的外侧面,忌在伤口、骨隆突或易受压部位打结。

二、协助为老年人外伤出血部位进行止血包扎操作流程

操作视频

步骤	操作流程及图解
工作准备	护理员准备:1.衣着整洁;2.用七步洗手法洗净双手,戴口罩。
	环境准备:1.环境安静整洁;2.温湿度适宜。
	物品准备: 1. 治疗车、治疗盘、绷带、纱布块、三角巾、胶布、剪刀、碘酒、棉签、记录单、笔、免洗洗手液、口罩、棉垫。 2. 检查、确认无菌物品在有效期内,物品备齐。 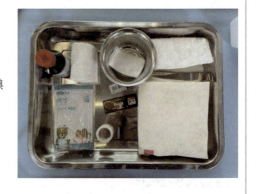
	老年人准备:老人脱离危险现场。

(续表)

步骤	操作流程及图解
沟通解释评估	接到老人呼叫,携用物赶往老人房间,问好、自我介绍、友好微笑、称呼恰当、举止得体、礼貌用语,选择合适话题,自然开启话题等。 采用有效方法核对照护对象基本信息。 对老人进行综合评估: 1. 全身情况,如精神状态、摔倒经过、受伤情况等。 2. 局部情况,如外伤部位面积、出血类型等,以及肌力、肢体活动度、皮肤情况等。 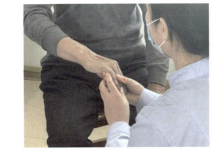
	1. 为老人介绍照护任务、任务目的、操作时间、关键步骤等。 2. 安抚老人情绪,介绍需要老人注意和配合的内容。 3. 询问老人对沟通解释过程是否存在疑问,是否愿意配合。
	询问老人有无其他需求,环境和体位等是否舒适,询问老人是否可以开始操作。
关键操作技能	1. 与医护人员沟通,描述老人受伤情况,在医护人员的指导下,采取紧急救助措施。 2. 再次安抚老人情绪,帮助老人取舒适体位。 3. 向老人解释消毒的目的,取棉棒蘸碘伏轻沾伤口并由内向外擦拭消毒周围皮肤两次。 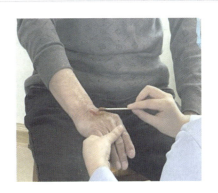
	4. 取消毒纱布覆盖伤口。 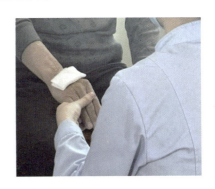
	5. 轻轻按压受伤局部止血。 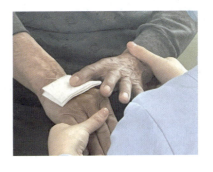

(续表)

步骤	操作流程及图解
	6. 取绷带,展开8厘米,先环形包扎两周并固定绷带头。
	7. 使用绷带自下而上、自左向右、由远心端向近心端"8"字形包扎。
	8. 包扎范围为腕关节和手背,每一圈与前一圈重叠2/3。
	9. 在关节上方环形包扎两圈。
	10. 用胶布在肢体外侧固定,检查末梢循环情况。

(续表)

步骤	操作流程及图解
	11. 向老人解释使用三角巾的目的,三角巾顶角对正肘关节,底边位于胸前。
	12. 三角巾绕于颈后系于一侧肩部(打结下垫一棉垫)。
	13. 悬吊抬高患肢保持功能位,询问老人包扎松紧是否合适,检查指端血液循环情况。
健康教育	针对本次照护任务,在照护过程中进行注意事项的教育: 1. 操作时应小心、谨慎,不要触及伤口,以免加重疼痛或导致伤口出血及污染。 2. 包扎时如有皮肤皱褶处,如腋下、乳下、腹股沟等,应用棉垫或纱布衬隔,骨隆突处也用棉垫保护。 3. 包扎方向为自下而上、由左向右,从远心端向近心端包扎,以助静脉血回流。 4. 包扎时应松紧适宜,避免影响血液循环及松脱。 5. 包扎四肢应将指(趾)端外露,并观察皮肤血液循环。 6. 打结固定时,结应放在肢体的外侧面,忌在伤口、骨隆突或易受压部位打结。 在照护过程中结合老年人情况开展健康教育,如疾病预防和康复、健康生活方式等。
评价照护效果	询问老年人有无其他需求、是否满意(反馈),整理各项物品。 记录出血原因、类型、包扎时间和老年人反应。 遵守感染控制和管理要求,包括废弃物处理、个人防护及手卫生等。

工作任务评价

工作任务评价的考核表扫码可查看,或至"复旦社云平台"(www.fudanyun.cn)下载。

考核表 7.4.1

任务 5　为老年人Ⅰ度烫伤进行初步处理

学习目标

知识目标：熟悉烫伤及烫伤初步处理基本知识；掌握冷却治疗的操作要点及注意事项。

能力目标：能判断烫伤程度并为老年人烫伤部位进行初步处理；注重沟通交流和人文关怀，能将安全护理、心理护理、职业安全与保护、健康教育等贯穿于照护服务全过程中。

素质目标：具有爱心、细心、耐心和责任心，尊重、理解和关怀老年人。

工作任务描述

一般资料：李奶奶，74岁，因家庭照护困难，现入住某养老照护中心210房19床。身高160厘米，体重65千克。初中文凭，退休金3 000元/月。爱热闹，爱吃甜食，待人温和。育有一子，儿子、儿媳均在外地工作，工作较忙碌。

既往病史：脑梗后遗症。

目前状况：李奶奶入住医养机构半年，肢体活动困难，借用轮椅进行活动，能正常交流，耳朵听力不好，需大声说话才能听清楚。某日吃完早饭喝水时，因端握不稳不慎将水杯掉落洒泼，由于水温过高导致右腿烫伤。照护人员查看发现右腿外侧皮肤出现轻度红肿，主诉疼痛明显，皮肤表面干燥，无水疱。

任务要求：为李奶奶烫伤进行初步处理。请根据案例完成操作任务。要求用语言和非语言疏导不良情绪，鼓励老人进行康复活动以增强战胜疾病、提高生活质量的信心。

工作任务分解与实施

一、烫伤基本认知

1. 烫伤概述

烫伤是指由高温液体（沸汤、沸水、热油）、高温蒸气或高温固体（烧热的金属等）所致损伤，是工作、生活中常见的意外伤害，如果处理及时就不会造成不良后果。老年人是烫伤的高危人群之一，日常照护重点在于加强预防，一旦老年人发生烫伤，照护人员应立即对其烫伤部位、面积及深度进行准确判断，并采取正确的处理方法，以免贻误病情甚至导致感染。

2. 烫伤程度的判断

烫伤程度根据烫伤的面积、深度和部位而定，同时应考虑全身情况。

（1）烫伤面积。以相对于体表面积的百分比表示。目前多采用中国新九分法和手掌法。

① 手掌法。五指并拢的一只手为体表面积的1%，用于估算小面积烫伤。

② 中国新九分法。适用于成年人（包括老年人），Ⅰ度烫伤不计入其中（表7.5.1）。

表 7.5.1 烫伤面积估算（中国新九分法）

部位	成人各部位面积占比
头面颈部	1个9% 发部3%、面部3%、颈部3%
双上肢	2个9%，共计18% 双手5%、双前臂6%、双上臂7%
双下肢	5个9%加1%，共计46% 双臀5%、双足7%、双小腿13%、双大腿21%
躯干	3个9%，共计27% 腹侧13%、背侧13%、会阴1%

（2）烫伤深度。目前普遍采用3度4分法评估烫伤深度，即Ⅰ度、浅Ⅱ度、深Ⅱ度、Ⅲ度。其中，Ⅰ度及浅Ⅱ度属于浅度烫伤，深Ⅱ度和Ⅲ度属于重度烫伤。不同深度烫伤的表现和预后见表7.5.2。

表 7.5.2 烫伤的表现与预后

烫伤分度		局部症状、体征	损伤深度及预后
Ⅰ度烫伤		局部红、肿、热、痛、烧灼感，无水疱	仅伤及表皮生发层，3~5天愈合，不留瘢痕
Ⅱ度烫伤	浅Ⅱ度烫伤	水疱较大、创面底部肿胀发红，感觉过敏、剧痛	伤及真皮的乳头层，2周可愈合，不留瘢痕
	深Ⅱ度烫伤	水疱较小，皮温稍低，创面呈浅红或红白相间，感觉迟钝、微痛	伤及真皮深层，3~4周愈合，留有瘢痕
Ⅲ度烫伤		形成焦痂。创面无水疱、蜡白或焦黄，皮温低，感觉消失	伤及皮肤全层，达皮下、肌肉、骨等，2~4周焦痂分离，肉芽组织生长，形成瘢痕

二、烫伤的观察要点

（1）观察老年人的生命体征、精神状态。
（2）观察烫伤部位的面积、深度、皮肤情况、肌力、肢体活动度。
（3）观察现场导致老年人烫伤的危险因素，若老年人能移动，帮助老年人尽快离开现场。

三、烫伤后的紧急处理

由于老年人的生理、病理及环境等原因，日常生活中老年人非常容易发生烫伤，一旦烫伤，不仅可导致老年人产生剧烈疼痛等不适，且因老年人常身患糖尿病等多种基础疾病，一旦烫伤愈合难度更大。因此，照护人员应熟练掌握Ⅰ度烫伤后"冷却治疗"的操作方法，及应对烫伤"冲、脱、泡、盖、送"等应急处理方法。

1. 冲

立即将烫伤部位放在流动的自来水下冲洗30分钟，或将烫伤部位完全浸泡于冷水内，以快速降低皮肤表面热度。若烫伤部位不能在冷水中浸泡进行"冷却治疗"时，则可将受伤部位用毛巾包好，再往毛巾上浇水，或用冰块敷效果更佳。

2. 脱

衣物粘住时应将烫伤部位充分浸泡弄湿后，再小心除去衣物；必要时剪开衣服，并暂时保留黏住的部分。脱衣时尽量避免将伤口水疱弄破。

3. 泡

若烫伤处疼痛厉害,可继续将伤口浸泡于冷水中15～30分钟,以减轻伤口疼痛及稳定老年人的情绪。但若烫伤面积太大则不宜浸泡过久,以免造成冻伤,或延误治疗时机。

4. 盖

若烫伤部位水疱已破,不可浸泡,以防感染。可用无菌纱布覆盖伤口,如没有无菌纱布也可用清洁干净的床单或布单覆盖,再冷敷伤处周围,送往邻近的医院做进一步的处理。切勿乱涂外用药或使用民间偏方如酱油、牙膏、肥皂等,以免影响医护人员的判断和紧急处理。

5. 送

除小面积Ⅰ度烫伤可以自行处理之外,其他程度的烫伤均应送往医院做进一步的观察和处理。若伤势较严重,则最好转送到设置有烫伤中心的医院治疗。

四、注意事项

(1)"冷却治疗"应在Ⅰ度烫伤后马上进行,随后用烫伤膏涂于烫伤部位,一般3～5天即可自愈。

(2)"冷却治疗"时水温以5～20摄氏度为宜,浸泡时间越早,水温越低,效果就越好,但水温不得低于5摄氏度,防止发生冻伤。

(3)冬天需做好老年人身体其他部位的保暖,防止感冒。

五、为老年人Ⅰ度烫伤进行初步处理操作流程

操作视频

步骤	操作流程及图解
工作准备	护理员准备: 1. 衣着整洁。 2. 用七步洗手法洗净双手。 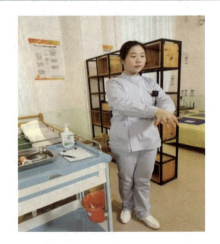
	环境准备:1.环境安静整洁;2.温湿度适宜。
	物品准备: 1. 治疗车、免洗洗手液、治疗盘、防水护理垫、水桶、凉水、水温计、小毛巾、大毛巾、烫伤膏、棉签、记录单、笔、毛毯(必要时)。 2. 检查、确认无菌物品在有效期内,物品备齐。 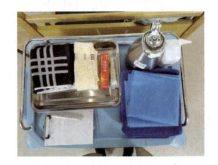

（续表）

步骤	操作流程及图解	
	老年人准备：老人脱离危险现场。	
沟通解释评估	接到老人呼叫，携用物赶往老人房间，问好、自我介绍、友好微笑、称呼恰当、举止得体、礼貌用语，选择合适话题，自然开启话题等。 采用有效方法核对照护对象基本信息。 对老人进行综合评估： 1. 全身情况，如生命体征、精神状态、烫伤经过、烫伤情况等。 2. 局部情况，如烫伤部位、面积、深度等，以及肌力、肢体活动度、皮肤情况等。	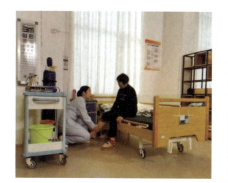
	1. 为老人介绍照护任务、任务目的、操作时间、关键步骤等。 2. 安抚老人情绪，介绍需要老人注意和配合的内容。 3. 询问老人对沟通解释过程是否存在疑问，是否愿意配合。	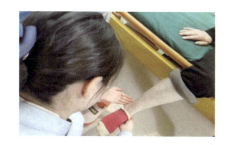
关键操作技能	询问老人有无其他需求，环境和体位等是否舒适，询问老人是否可开始操作。	
	1. 再次安抚老人情绪，帮助老人取舒适体位。 2. 快速在老人患腿边合适位置铺好防水护理垫，在护理垫上放置盛装冷水的水桶。	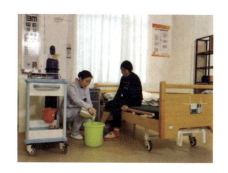
	3. 协助老人将患腿轻轻浸泡在冷水中进行"冷却治疗"。	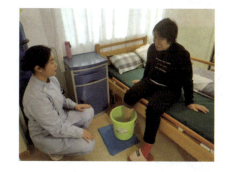

(续表)

步骤	操作流程及图解
	4. 观察老人反应,做好老人保暖措施。 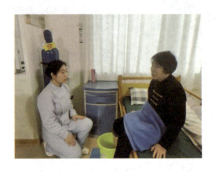
	5. 与医护人员电话沟通,描述老人烫伤情况,在医护人员的指导下,采取紧急处理措施。 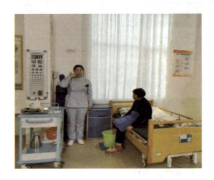
	6. "冷却治疗"30分钟,用大毛巾擦干水渍,小毛巾轻轻蘸干患腿,帮助老人坐稳。 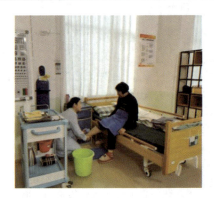
	7. 撤掉水桶和防水护理垫,放在护理车下层。
	8. 整理床单位,协助老人回到床上休息。
	9. 在老人患腿下铺干净毛巾,将患腿摆放于干净毛巾上。
	10. 打开烫伤膏盖帽,用消毒棉签在患腿烫伤处涂上烫伤膏。 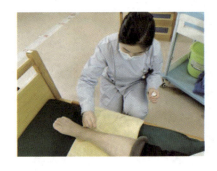
	11. 将烫伤膏盖好盖帽,放回治疗车上,用过的棉签放入医疗垃圾桶。
步骤	操作流程及图解

（续表）

步骤	操作流程及图解
	12. 协助老人取舒适体位，盖好盖被，安抚休息，将呼叫器放在健手边，嘱有需要时呼叫。
健康教育	针对本次照护任务，在照护过程中进行注意事项的教育： 1. 冷却治疗应在烫伤后马上进行，否则只能减轻烫伤部位的疼痛，而不能阻止水疱的发生。 2. 冷疗时水温以 5～20 摄氏度为宜，浸泡时间越早，水温越低，效果越好，但水温不得低于 5 摄氏度，防止冻伤。 3. 若伤处水疱已破，不可浸泡，以防感染。可用无菌纱布或干净的布料包裹伤处，冷敷伤处周围，并立即就医。
	在照护过程中结合老年人情况开展健康教育，如疾病预防和康复、健康生活方式等。要求如下： 1. 主题和数量合适。 2. 表达方式突出重点，逻辑清晰。 3. 结合主题提出措施或建议，每个主题不少于 3 条。 4. 语言简单易懂，适合老年人的理解能力。 5. 结合老年人的具体情况（如职业、性格、爱好、家庭等）。
评价照护效果	询问老年人有无其他需求、是否满意（反馈），整理各项物品。
	记录烫伤原因、程度、处理措施及时间、老年人反应。
	遵守感染控制和管理要求，包括废弃物处理、个人防护及手卫生等。

工作任务评价

工作任务评价的考核表扫码可查看，或至"复旦社云平台"（www.fudanyun.cn）下载。

考核表 7.5.1

任务 6 老年人异物卡喉急救处理

学习目标

知识目标:熟悉异物卡喉急救处理基本知识;掌握异物卡喉急救处理的操作要点及注意事项。

能力目标:能为老年人异物卡喉进行急救处理;注重沟通交流和人文关怀,能将安全护理、心理护理、职业安全与保护、健康教育等贯穿于照护服务全过程中。

素质目标:具有爱心、细心、耐心和责任心,尊重、理解和关怀老年人。

工作任务描述

一般资料:刘奶奶,73岁,因家庭照护困难,现入住某养老照护中心307房20床。身高165厘米,体重66千克。初中文凭,养老金3000元/月。爱看电视,常受电视情节的影响情绪波动大。爱吃甜食,待人温和。育有一子,在本地工作,工作较忙。

既往病史:1.高血压;2.糖尿病;3.冠心病;4.阿尔茨海默病。

目前状况:入住养老机构5年,搀扶可以行走,能正常交流。性格外向,很喜欢和其他爷爷奶奶聊天。今晨早餐用餐时,拒绝护理员关电视,边吃馒头边看电视,看到动情之处时,突然嚎啕大哭。结果旁边王奶奶发现刘奶奶面部表情痛苦,手一直掐着脖子,面色涨红。

任务要求:根据刘奶奶的情况立即为其进行异物卡喉急救处理。

工作任务分解与实施

一、为老年人异物卡喉急救处理基本认知

喉头或气管异物(异物卡喉)简称气道异物,又称噎呛,通常是指进食时,食物卡在食管某一狭窄处压迫呼吸道或呛到咽喉部、气管,引起呛咳、呼吸困难,甚至窒息,是老年人猝死的常见原因之一。因其临床表现与冠心病类似,且发生在进食时,故易被误诊而延误抢救的最佳时机。因此,在养老机构工作人员中普及海姆立克急救法等气道异物的紧急救助技术,对于提高抢救成功率起着非常重要的作用。

1. 危险因素

(1) 生理因素。随着年龄的增长,老年人出现牙齿脱落的情况,咀嚼能力下降,支配吞咽的神经和肌肉功能失调,吞咽反射降低,易发生噎呛。

(2) 疾病因素。有精神障碍的老年人、中度和重度阿尔茨海默病的老年人由于受幻觉妄想支配,常常暴饮暴食、抢食或吃饭时狼吞虎咽,食物咀嚼不充分即强行快速吞咽,容易导致大块食物堵塞呼吸道。

(3) 药物因素。老年人服用抗精神病药物治疗后,其药物的副作用会抑制吞咽反射,使老年人出现吞咽困难导致噎食。

(4) 体位因素。老年人平卧于床上进食,或边讲话嬉笑边进食进水,尤其是坚果、果仁、糖块、果冻等细小或光滑的食物,容易引起吞咽动作失调而发生呛咳甚至误吸。

（5）食物因素。食物的形态过硬或过黏（如馒头、煮鸡蛋、汤圆、粽子），食物通过食管颈段时容易受阻，从而出现噎食现象。

2. 喉头或气管异物（异物卡喉）的临床表现

（1）早期表现。因大量食物积存于口腔、咽喉前部而阻塞气管，老年人表现为面部涨红，并有呛咳反射。由于异物吸入气管，老年人感到极度不适，大部分老年人常常有一特殊的表现：不由自主地一手呈"V"字状紧贴于颈前喉部，表情痛苦。

（2）中期表现。食物卡在咽喉部，老年人有胸闷、窒息感，食物吐不出，出现两手乱抓、两眼发直的情况。

（3）晚期表现。老年人出现满头大汗、面色苍白、口唇发绀甚至昏倒在地，提示食物已误入气管；如不及时解除梗阻，重者可出现大小便失禁、鼻出血、抽搐、呼吸停止、全身发绀等。

二、海姆立克急救法

海姆立克急救法是全球抢救异物误吸的标准方法，被称为"生命的拥抱"。老年人一旦发生异物卡喉，应争分夺秒，立即采用海姆立克急救法紧急排除进入气道的异物，保持呼吸道通畅，避免发生窒息和急性意识障碍等危险。

1. 立位腹部冲击法

适用于老年人意识清楚且能站立，见图7.6.1。

（1）施救者站于老年人背后，脚呈弓步状，前脚置于老年人双脚间，两手臂环绕老年人的腰部，嘱老年人上半身前倾，头略低，张口。

（2）施救者优势手握空心拳，拳眼朝内，顶住老年人腹部正中线脐与剑突之间（具体位置在脐上方两横指处）。

（3）另一手紧握优势手，快速向内、向上挤压老年人的腹部。

（4）约每秒一次，直至异物被排出。

（5）检查口腔，如异物已被冲出，迅速用手指从口腔一侧勾出。

（6）呼吸道异物取出后应及时检查呼吸心跳，如无，应立即行心肺复苏术。

（7）若老年人非常肥胖，施救者双手无法环抱腹部，则在胸骨下半段中央（两乳头连线中点）垂直向内做胸部按压。

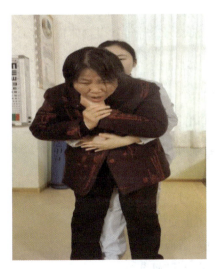

图7.6.1 立位腹部冲击法

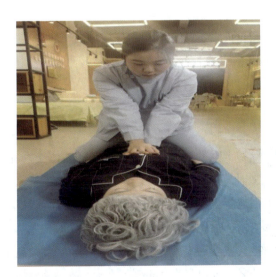

图7.6.2 仰卧位腹部冲击法

2. 仰卧位腹部冲击法

适用于昏迷老年人,见图7.6.2。

(1) 老年人平卧,施救者面对老年人,骑跨在老年人的髋部。

(2) 施救者双手掌跟重叠,下面手掌跟置于腹部正中线脐上方两横指处。

(3) 用身体重量,快速向下向前冲击老年人的腹部。

(4) 约每秒一次,直至异物被排出或老年人失去反应。

(5) 将老年人头偏向一侧,打开下颌,检查口腔,如异物已被冲出,迅速用手指从口腔一侧勾出。

(6) 呼吸道异物取出后应及时检查呼吸心跳,如无,应立即行心肺复苏术。

3. 自救腹部冲击法

适用于身边无人时能自行操作的老年人,有两种方法。

一种方法,见图7.6.3。

(1) 老年人自己的优势手握空心拳,拳眼朝内,顶住腹部正中线脐上方两横指处。

(2) 一手紧握优势手,快速向内、向上挤压腹部。

(3) 约每秒一次,直至异物被排出。

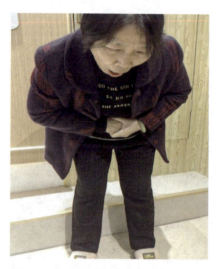 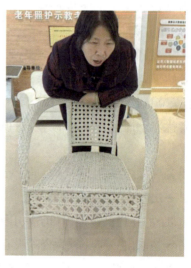

图7.6.3　自救腹部冲击法(方法一)　　图7.6.4　自救腹部冲击法(方法二)

另一种方法,见图7.6.4。

(1) 老年人弯下腰,靠在一固定物体上(如桌子边缘、椅背、扶手、栏杆等),以物体边缘挤压上腹部,快速向上冲击。

(2) 约每秒一次,直至异物被排出。

三、注意事项

(1) 异物卡喉的老年人,如意识清醒,气体交换良好,应鼓励其用手指抠出或有效咳嗽等方法排除异物。如无效,则立即采用海姆立克急救法。

(2) 因老年人胸腹部组织的弹性及顺应性差,挤压时如用力过猛容易导致损伤的发生,如腹部或胸腔内脏破裂、撕裂及出血、肋骨骨折等,故操作时应掌握好力度,防止受伤。

(3) 抢救成功后应检查有无并发症的发生,如老年人出现不适应及时就医。

(4) 若老年人已经发生心脏骤停,清除气道异物后立即实施心肺复苏。

四、为老人异物卡喉急救处理操作流程

步骤	操作流程及图解
工作准备	护理员准备： 1. 衣着整洁。 2. 用七步洗手法洗净双手，戴口罩。 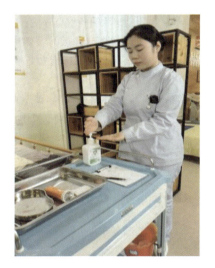 环境准备：1.环境安静整洁；2.光线充足、温湿度适宜。 物品准备： 治疗车、免洗洗手液、弯盘、无菌纱布、手电筒、记录单、笔、医用垃圾桶、生活垃圾桶。 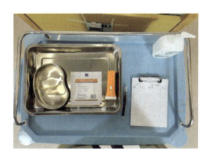 老年人准备： 老人意识清楚，但表情痛苦，呼吸急促，不能发音，双手呈"V"字状紧贴于颈前喉部。 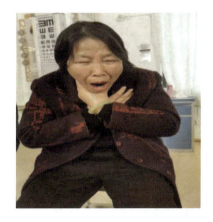

操作视频

(续表)

步骤	操作流程及图解
沟通解释评估	接到呼叫,立即赶往老人房间,问好、自我介绍。 采用有效方法快速核对照护对象基本信息。 对老人进行综合评估: 1. 判断老人意识,了解老人能否说话和咳嗽。 2. 观察有无海姆立克征象(气道异物的特殊表现"V"字形手法)。 3. 询问老人:"您被东西卡了吗?"老人点头表示:"是的。"立刻施行海姆立克手法抢救。 4. 如无法回答反应,应观察以下征象(口述): (1) 能否说话和呼吸或出现呼吸困难。 (2) 有无微弱、无力的咳嗽或完全没有咳嗽。 (3) 有无面色口唇青紫。 (4) 是否失去知觉(如果失去知觉要立即判断是否需要心肺复苏)。
关键操作技能	1. 施救者站于老人背后,呈弓步状,前腿膝关节内面紧贴老人左或右膝关节内面,稳定重心,两手臂环绕老人的腰部,让老人上半身前倾,头略低,张口。 2. 施救者优势手握空心拳,拳眼朝内,顶住老人腹部正中线脐与剑突之间(脐上方两横指处)。 3. 另一手紧握优势手,快速向内、向上挤压老人的腹部。

（续表）

步骤	操作流程及图解
	4. 约每秒一次，直至异物被排出。
	5. 检查口腔，如异物已被冲出，迅速用手指从口腔一侧勾出。
	6. 协助老人取舒适体位。
	7. 安抚老人情绪；检查老人口腔黏膜、牙齿有无损伤。
	8. 报告家属，继续观察老人情况，必要时就医。
健康教育	针对本次照护任务，在照护过程中进行注意事项的教育： 1. 操作时应掌握好力度，防止受伤。 2. 注意观察身体反应，如出现不适及时就医。 在照护过程中结合老年人情况开展健康教育，如疾病预防和康复、健康生活方式等。要求如下： 1. 主题和数量合适。 2. 表达方式突出重点，逻辑清晰。 3. 结合主题提出措施或建议，每个主题不少于3条。 4. 语言简单易懂，适合老年人的理解能力。 5. 结合老年人的具体情况（如职业、性格、爱好、家庭等）。
评价照护效果	询问老年人有无其他需求、是否满意（反馈），整理各项物品。
	记录异物卡喉原因、时间、处理措施及老年人反应。
	遵守感染控制和管理要求，包括废弃物处理、个人防护及手卫生等。

工作任务评价

工作任务评价的考核表扫码可查看，或至"复旦社云平台"（www.fudanyun.cn）下载。

考核表 7.6.1

项目八 感染防控

任务1 配置消毒液

学习目标

知识目标：熟悉常用消毒液及其配置方法的操作要点及注意事项。

能力目标：能够根据不同的环境和物品选择适合的消毒液，并按要求正确配置。

素质目标：具备良好的卫生习惯和健康意识，能够自觉遵守个人防护措施，减少疾病传播的风险。

工作任务描述

一般资料：王奶奶，66岁，因家庭照护困难，现入住某养老照护中心301房01床。身高157厘米，体重36千克，初中文凭，长沙某工厂退休，退休金4000元/月。爱打麻将，喜欢追剧，喜辣，待人和善。育有一女，在外地工作，工作较忙碌。

既往病史：1. 不完全性肠梗阻；2. 肝细胞癌3级；3. 病毒性肝炎；4. 胆道术后。

目前状况：王奶奶入住医养机构半个月，精神状况尚可，无力，在照护人员的帮助下可以进行活动。近期因天气变冷，为预防流感，需要对机构进行消毒。

任务要求：请根据案例，配置消毒液。

工作任务分解与实施

一、配置消毒液基本认知

1. 基本知识

消毒液能使菌体蛋白凝固变性，抑制细菌代谢和生长，从而达到消毒灭菌的作用。消毒液广泛适用于皮肤、黏膜、排泄物、周围环境、塑料制品等的消毒。

（1）含氯消毒液，具体如下。

① 适用范围。适用于环境、餐具、家具、排泄物、水源等的消毒。

② 浓度。含氯消毒液浓度通常用百分比表示，表示溶液中有效氯离子的质量占总质量的百分比。含氯消毒液的配置浓度应根据不同的使用场景和物品而定。用于物品消毒时常用浓度为0.05%，用于排泄物消毒时常用浓度为0.1%，用于隔离老年人时常用浓度为0.2%。一般来说，浓度越高，杀菌效果越好，但也越容易刺激皮肤和呼吸道。

③ 配置方法。使用含氯消毒剂片剂来配置消毒液，含氯消毒剂每片含500毫克有效氯。具体配置方法为：在1000毫升自来水内加入1片含氯消毒剂，混匀配置成0.05%含氯消毒液（即1000毫升水中含500毫克有效氯）；在1000毫升自来水内加入2片含氯消毒片（即1000毫升水中含1克有效氯），混匀配置成0.1%含氯消毒液；在1000毫升自来水内加入4片含氯消毒片（即1000毫升水中含2克有效氯），混匀配置成0.2%含氯消毒液。

(2)过氧乙酸消毒液,具体如下。

① 适用范围。过氧乙酸消毒液是一种强氧化剂,具有较强的消毒灭菌能力,可以杀灭大肠杆菌、金黄色葡萄球菌、白色念珠菌、白色葡萄球菌等细菌和真菌,以及芽孢、病毒等。其适用于耐腐蚀物品、环境等的消毒灭菌。

② 浓度。浸泡物品时常用浓度为0.2%~1%,环境喷洒时常用浓度为0.2%~2%。过氧乙酸消毒液在使用时应当按照相应的稀释比例和使用方法进行操作,以避免对人体和环境造成危害。同时,过氧乙酸消毒液具有易燃易爆和强腐蚀性等危险性质,应当注意安全使用。

③ 配置方法。将过氧乙酸原液倒入塑料或搪瓷盆(桶)中,如果需要配置的是0.5%的过氧乙酸消毒液,则在1 000毫升自来水中加入浓度为16%的过氧乙酸原液33毫升,混匀即配置成0.5%过氧乙酸消毒液。

(3)量杯的使用:使用量杯时,将量杯放在水平的平面上,双眼视线与量杯刻度线平齐,将液体缓慢注入量杯中,当液体平面与所需刻度线平齐后即是所需容量。

2. 基本原则

消毒液本身对人体有毒性,因此使用过程中要做好老年人和照护人员的防护措施,配置消毒液之前应戴好乳胶手套、口罩及防护眼镜,避免溅入眼内或皮肤上。为保证消毒液的消毒效果,消毒液尽量现用现配,保存在密闭容器内,放置于阴凉、干燥、通风处。配置好的消毒液应当贴上标签,注明配置时间、开始使用时间、有效期等信息。

二、配置消毒液操作流程

操作视频

步骤	操作流程及图解
工作准备	护理员准备:1.衣着整洁、戴口罩;2.洗净双手,必要时戴手套。 环境准备: 1. 环境清洁宽敞,停止清扫工作,减少走动,避免尘埃飞扬。 2. 温湿度适宜。 物品准备: 1. 清水、消毒剂(含氯消毒剂片剂,每片含氯500毫克)或浓缩消毒液及带盖塑料桶1个、消毒液检测试纸、标有清晰刻度的量杯(1 000毫升以上)、搅拌棒、勺子。 2. 检查、确认消毒剂在有效期内,塑料桶完好无损不漏液。
关键操作技能	配置消毒液(以配置0.05%的含氯消毒液为例): 1. 按所配置浓度要求用量杯量取所需量的清水倒入桶内。 2. 按所配置浓度要求将所需消毒片(或用量杯量取所需浓缩消毒液)放入桶内。 3. 片剂:用搅拌棒搅拌至消毒剂全部溶解。 4. 液剂:用搅拌棒搅拌,与水完全混匀,用稀释液对量杯进行多次冲洗,并将冲洗液倒入装载容器至所需的量。

（续表）

步骤	操作流程及图解
	5. 手持浓度监测试纸，一端放在消毒液上浸泡1秒后取出。 6. 静置5秒后与试纸包装上的比色板对照，可获取所监测的消毒液浓度。
	7. 盖好桶盖，在桶盖上注明消毒液名称、有效浓度、配置时间、有效期。
注意事项	1. 配置消毒液，操作人员需要做好自身防护。 2. 为保证消毒液的消毒效果，消毒液尽量现用现配，保存在密闭容器内，放置于阴凉、干燥、通风处。 3. 配置好的消毒液应当贴上标签，注明配置时间、开始使用时间、有效期等信息。
评价效果	记录消毒液配置时间及操作者签名。
	遵守感染控制和管理要求，包括废弃物处理、个人防护及手卫生等。

工作任务评价

工作任务评价的考核表扫码可查看，或至"复旦社云平台"（www.fudanyun.cn）下载。

考核表 8.1.1

任务2 为老年人环境及物品进行清洁消毒

学习目标

知识目标：熟悉消毒液对老年人房间进行消毒的操作要点及注意事项；熟悉对老年人房间进行消毒

的基本知识。

能力目标：能够根据不同的环境和物品，选择合适的清洁消毒工具和材料，如消毒液、清洁剂、抹布等；能够按照正确的步骤和方法进行清洁消毒，避免误操作导致环境污染或物品损坏。

素质目标：具备责任心和服务意识，能够关心和尊重老年人的需求，为他们提供一个安全、舒适的生活环境。

工作任务描述

一般资料：范奶奶，96岁，现入住某养护机构201房12床。身高150厘米，体重60千克，退休前为小学语文老师，退休金3 000元/月。喜欢听花鼓戏，平日喜欢观察他人，有洁癖，不允许其他老年人进入她的房间。育有一子一女，女儿为重点中学教师，儿子在外地经商。

既往史：1. 阿尔茨海默病3个月；2. 高血压；3. 支气管肺炎。

目前状况：范奶奶入住养护机构2个月，每天下午去院内活动厅看花鼓戏。某日返回房内发现卫生间有异味，怀疑别人使用过她房内的卫生间，要求立即对其房间进行消毒。

任务要求：为老人环境及物品进行清洁消毒。

工作任务分解与实施

一、用消毒液对老年人环境及物品进行消毒基本认知

1. 基本知识

消毒液消毒环境（房间）及用物的方法如下。

（1）家具表面擦拭：选用干净的小毛巾，浸泡在0.05%含氯消毒液中，浸透后拧干，直接擦拭家具表面。不耐腐蚀的金属表面可采用75%酒精擦拭，多孔材料可用0.1%含氯消毒液喷雾。

（2）用物浸泡：用物浸泡消毒前要清洗干净，擦干后浸没在消毒液内，注意物品轴节或盖子要打开，管腔内要浸满消毒液。浸泡时间30分钟。

（3）地面消毒：将拖布清洗干净并控干，再浸入0.05%含氯消毒液中，控干后拖地；耐腐蚀的地面可用0.1%过氧乙酸拖地或0.2%~0.4%过氧乙酸喷洒消毒。

2. 注意事项

（1）消毒过程中安置老年人在室外安全的地方（或室内床和沙发上，戴上眼罩或口罩），避免走动滑倒。

（2）消毒液对金属有腐蚀作用，对织物有漂白作用，故不宜用于金属制品、有色衣服及油漆家具的消毒。

（3）用物浸泡消毒液消毒时，要保证用物轴节、内腔等都浸没在消毒液中以达到消毒效果。

（4）室内卧床老年人注意保暖。

二、用消毒液对老年人环境及物品进行消毒操作流程

步骤	操作流程及图解
工作准备	护理员准备：1. 衣着整洁、戴口罩；2. 洗净双手，必要时戴手套。
	环境准备： 1. 环境清洁宽敞，停止清扫工作，减少走动，避免尘埃飞扬。 2. 温湿度适宜。

操作视频

(续表)

步骤	操作流程及图解
	物品准备： 1. 塑料桶2个(1个盛放配置好的消毒液)，脸盆2个(1个盛放清水)，抹布1块、拖布1把、口罩、眼罩。 2. 检查、确认消毒剂在有效期内，消毒剂包装完好无损无漏液。 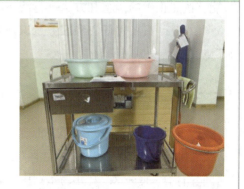
	老年人准备： 1. 协助能活动的老人离开房间。 2. 协助不能活动、无法离开房间的老人躺卧舒适，并准备好相应用物。 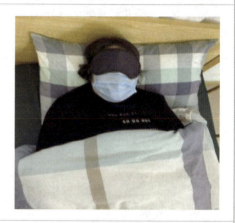
沟通解释评估	携用物赶往老人房间，问好、自我介绍、友好微笑、称呼恰当、举止得体、礼貌用语，选择合适话题，自然开启话题等。 采用有效方法核对照护对象基本信息。 对老人进行综合评估： 评估老人身体状况、意识状态、合作程度。 1. 为老人介绍照护任务、任务目的、操作时间、关键步骤等。 2. 安抚老人情绪，介绍需要老人注意和配合的内容。 3. 询问老人对沟通解释过程是否存在疑问，是否愿意配合。 4. 询问老人有无其他需求，环境和体位等是否舒适，询问老人是否可以开始操作。 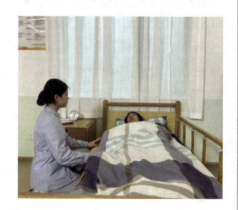
关键操作技能	1. 保护措施：协助能活动的老人离开房间，安置在安全、温暖、有人看护的地方；协助活动不便、不能离开房间的老人戴上口罩，嘱老人闭上眼睛或戴上眼罩。 2. 物品浸泡消毒：向脸盆内倒入适量配制好的消毒液，将老人需浸泡消毒的物品如餐具等放入消毒液中浸泡消毒。 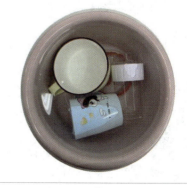

（续表）

步骤	操作流程及图解
	3. 家具及墙面消毒：关闭门窗，向另一个水盆里倒入消毒液，将抹布在水盆内浸湿、绞干。分别擦拭窗台、桌面、柜面、床头、床尾、房门及卫生间把手。重点擦拭接触较多的部位，如床尾、门把手等部位。再次将抹布放入水盆清洗、绞干，放回护理车上。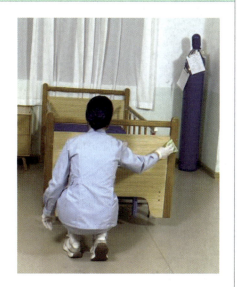
	4. 地面消毒：将水桶内消毒液倒入拖把桶内，将拖把放在拖把桶内浸湿，然后绞干。用消毒拖把从居室内侧向居室外侧拖地，直到门口。妥善放置拖把，开窗通风30分钟。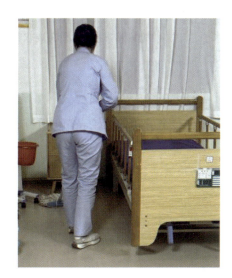
	5. 30分钟后将浸泡的物品取出，用清水刷洗干净，放回原处备用。
	6. 将水盆内用过的消毒液倒入拖把桶，将拖把桶放入护理车下层，水盆放在拖把桶上。其他所用物品也分别摆放于护理车上。
	7. 脱手套，放在护理车上备用。用免洗洗手液洗净双手，帮助老人摘下口罩按医疗垃圾处理，安抚老人休息。
	8. 开窗通风30分钟（注意给留在室内的老人保暖，避免着凉，取下老人口罩和眼罩；如果是离开房间的老人则在通风半小时后协助老人返回房间）。
健康教育	针对本次照护任务，在照护过程中进行注意事项的教育： 1. 消毒过程中安置老年人在室外安全的地方（或在室内床或沙发上戴上眼罩或口罩），避免走动滑倒。 2. 消毒液对金属有腐蚀作用，对织物有漂白作用，故不宜用于金属制品、有色衣服及油漆家具的消毒。 3. 用物浸泡消毒消毒时，要保证用物轴节、内腔等都浸没在消毒液中以达到消毒效果。 4. 室内卧床老年人注意保暖。

步骤	操作流程及图解
评价照护效果	消毒老年人房间后： 1. 询问卧床老年人的感受。 2. 将剩余消毒液倒入水池。 3. 洗手。 4. 记录老年人姓名、消毒房间号、消毒物品、消毒时间、老年人反应、操作者签名。
	遵守感染控制和管理要求，包括废弃物处理、个人防护及手卫生等。

工作任务评价

工作任务评价的考核表扫码可查看，或至"复旦社云平台"（www.fudanyun.cn）下载。

考核表 8.2.1

任务 3　对老年人的居室进行紫外线消毒

学习目标

知识目标：熟悉对老年人的居室进行紫外线消毒的操作要点及注意事项；熟悉紫外线消毒基本知识、操作原理、基本原则。

能力目标：能正确地对老年人的居室进行紫外线消毒。

素质目标：具有细心、耐心和责任心。

工作任务描述

一般资料：陈奶奶，82岁，入住某养老机构。近期流感高发，为了陈奶奶身体健康，需要预防感冒。

任务要求：对居室进行紫外线消毒。

工作任务分解与实施

一、对老年人的居室进行紫外线消毒基本认知

1. 基本知识

紫外线消毒是指利用紫外线杀灭细菌、病毒等各种病原体,使用方便、消毒效果明显、经济、实用,普遍应用于居室消毒。

使用紫外线消毒的特点是:可以杀灭细菌,但是紫外线对人的眼睛和皮肤有刺激作用,直接照射30秒可以引起眼炎或皮炎,长期照射可能会导致白内障;紫外线灯有使用寿命,经长时间使用后,其消毒的功能会下降,消毒效果就会降低;在温度20~40摄氏度、湿度40%~60%、照射距离2米以内,紫外线消毒效果最佳。

紫外线是属于波长10~400纳米的电磁波,根据波长可分为长波紫外线、中波紫外线、短波紫外线等。消毒使用的是短波紫外线,其波长范围为200~280纳米,杀菌作用最强的紫外线波长是253.7纳米。

2. 紫外线灯的工作原理

紫外线灯管是人工制造的低压汞石英灯管,通电后,汞气化放电产生波长为253.7纳米的紫外线。紫外线可杀灭多种微生物,包括杆菌、病毒、真菌、细菌繁殖体、芽孢等。主要杀菌机制如下:

(1) 作用于微生物的DNA,使菌体DNA失去转换能力而死亡。
(2) 破坏菌体蛋白质中的氨基酸,使菌体蛋白光解变性。
(3) 降低菌体内氧化酶的活性。
(4) 使空气中的氧电离产生具有极强杀菌作用的臭氧。

由于紫外线辐照能量低,穿透力弱,因此主要适用于空气、物品表面和液体的消毒。

3. 基本原则

加强防护,使用紫外线消毒时应保障老年人及照护人员身体健康;紫外线灯使用1000小时以上应更换灯管;为保证消毒效果,一般每10平方米房间应安装30瓦紫外线灯管一支,照射距离不超过2米,消毒时间为30~60分钟,消毒时调整室内温湿度为适宜的温湿度。紫外线灯的消毒时间从灯亮5~7分钟后开始计时,关灯后,如需再开启,应间歇3~4分钟。

二、对老年人的居室进行紫外线消毒操作流程

操作视频

步骤	操作流程及图解
工作准备	护理员准备:1.衣着整洁;2.洗净双手;3.戴口罩。
	环境准备:1.环境安静整洁;2.温湿度适宜,关闭门窗,关闭日光灯。
	物品准备: 消毒洗手液、治疗车、紫外线车(或吸顶紫外线灯)、紫外线使用记录单、屏风、大单、头部支架、棉布、眼罩、约束带。

(续表)

步骤	操作流程及图解
	老年人准备： 1. 协助能活动的老人离开房间。 2. 协助不能活动、无法离开房间的老人躺卧舒适，给予屏风遮挡，并以大单盖护身体和皮肤，头部用支架，支架外覆盖稍厚的棉布遮挡头面部，戴眼罩。
沟通解释评估	对老年人进行综合评估： 评估老人身体状况、意识状态、合作程度等。 与老人沟通： 向老人解释使用紫外线消毒居室的目的、关键步骤、注意事项、操作时间，取得老人理解配合。 询问老人有无其他需求，环境和体位等是否舒适，询问老人是否可开始操作。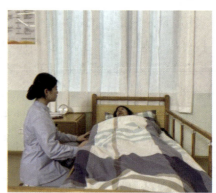
关键操作技能	保护措施： 1. 携用物至老人床旁，如果老人无法离开房间，紫外线车距离老人床至少2米，远离老人头部。 2. 给予卧床的老人屏风遮挡，老人的身体、皮肤用大单盖住；老人头部用覆盖有稍厚的棉布的支架遮挡；嘱咐老人闭上眼睛或者使用眼罩；对于躁动不安的老人，必要时可以使用约束带约束肢体。 3. 将房间内的餐盒等盖好盖子。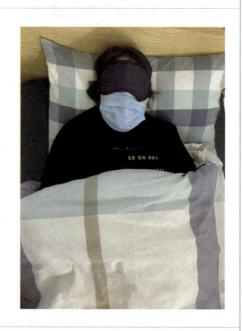 紫外线车开灯消毒（如果是吸顶紫外线灯则直接打开电源开关）： 1. 调节温湿度，关闭门窗，关闭日光灯。 2. 打开灯管保护门的铁扣。 3. 轻轻地将灯管抬平，松开即可，灯管可自动卡住保持不动。 4. 将电源插头插向插座底部。 5. 打开紫外线灯预热5～7分钟。 6. 顺时针旋转紫外线灯时间控制按钮，调节消毒时间为30～60分钟。 7. 向"开"字方向按下开关，对房间进行消毒，消毒过程中随时巡视房间情况，确保卧床老人安全。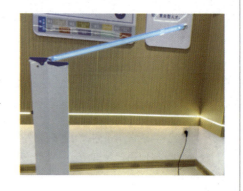

步骤	操作流程及图解
	紫外线消毒完毕： 1. 消毒到达预定时间后，紫外线灯自动熄灭，向"关"字方向按下开关关闭紫外线灯。 2. 打开日光灯。 3. 拔掉电源插头，断开电源。 4. 向下轻按灯管，将灯管放回保护门内，扣好铁扣。 5. 拉开窗帘，打开门窗。 6. 移开保护卧床老人的支架、棉布、大单、眼罩，移走紫外线车。 7. 开窗通风30分钟（注意给卧床老人保暖，避免着凉；如果是老人离开房间，则在通风半小时后协助老人返回房间）。
健康教育	针对本次照护任务，在照护过程中进行注意事项的教育： 1. 消毒前应检查紫外线灯管照射累计时间，如超过1000小时，应当更换灯管。 2. 消毒时房间内应减少尘埃和水雾，温度如果低于20摄氏度或高于40摄氏度，相对湿度大于60%时应当适当延长照射时间。 3. 每周应用75%酒精棉球轻轻擦拭紫外线灯管1～2次以除去灰尘和污垢，随时保持灯管清洁。 4. 消毒时应做好人体防护，避免紫外线灯直接照射老年人的眼睛和皮肤。 5. 使用紫外线消毒过程中，因特殊原因终止消毒时，再次打开消毒需要重新计时。 6. 使用紫外线消毒过程中，如果老年人出现恶心、呕吐、胸闷、气促、面色苍白、抽搐等表现时，应及时停止消毒，并通知医护人员。
评价照护效果	询问老年人有无其他需求、是否满意（反馈），整理各项物品。
	记录紫外线消毒时间、累计消毒时间、老年人反应。
	遵守感染控制和管理要求，包括个人防护及手卫生等。

工作任务评价

工作任务评价的考核表扫码可查看，或至"复旦社云平台"（www.fudanyun.cn）下载。

考核表 8.3.1

任务 4 为老年人房间进行终末消毒

学习目标

知识目标：掌握终末消毒的流程及注意事项；熟悉终末消毒的基本知识。

能力目标：能正确地对老年人房间进行终末清洁消毒；能对老年人家属及同室老年人进行心理支持。

素质目标：尊老敬老，以人为本；爱岗敬业，吃苦耐劳。

工作任务描述

一般资料：李奶奶，98岁，卒中后瘫痪，半年前从医院转到养老机构。老人有高血压、冠心病史，二便失禁，使用尿不湿。某日，照护人员为老人进行清晨照护时，老人突然出现呼吸急促、面色苍白等症状，照护人员立即停止操作并通知医生。医生到场后立即抢救并联系120，120工作人员赶到后抢救无效，老人死亡，随后殡仪馆车辆将老人遗体运走。

任务要求：对该老人床单位、居室进行终末消毒。完成操作任务后，能及时对老人家属及同室老人进行心理护理。

工作任务分解与实施

一、老年人房间进行终末消毒的基本认知

1. 终末消毒的概述

终末消毒是指传染源（患者和隐性感染者）离开有关场地后进行的彻底消毒处理，确保场所不再有病原体的存在，如医院或康养机构内的感染症患者、老人出院、转院或死亡后对其居住的病室及污染物品进行的消毒。终末消毒的目的是将遗留在居室及各种物体上的病原体消灭掉。

2. 终末消毒的重要性

终末消毒进行得越及时、越彻底，防疫效果就越好。老年人身体机能日益下降，身体抵抗力下降，容易发生各种感染。最常见的是呼吸道感染，感染发生后容易继发各种并发症，如气管炎、肺炎等，导致老年人病情加重。通过对老年人房间进行终末消毒，可以有效降低感染事件的发生，提高其他老年人生活质量。

3. 终末消毒的类别与方法

见表8.4.1。

表8.4.1 终末消毒的类别与方法

类 别	消 毒 方 法
空气	熏蒸、紫外线灯照射（见图8.4.1）
地面、家具	使用消毒剂喷洒、擦拭
枕芯、被褥	日光暴晒6小时以上
医疗用具（金属、橡胶、搪瓷、玻璃类）	擦拭、消毒剂浸泡、煮沸、高压灭菌
体温计、听诊器	使用75%酒精浸泡、擦拭
日常用物（餐具、水杯、便器等）	使用含氯消毒液浸泡
垃圾	集中焚烧

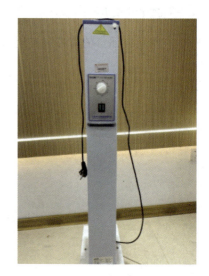

图8.4.1 紫外线灯车

二、为老年人房间进行终末消毒操作流程

步骤	操作流程及图解
工作准备	护理员准备： 穿工作服，衣帽整齐，戴口罩、手套，必要时穿隔离衣。 物品准备： 消毒洗手液、治疗车、手套、紫外线车、消毒和紫外线登记本、墨镜、口罩、大单、头部支架、棉布、眼罩、约束带、屏风、有效氯消毒液、抹布、水盆、拖把、拖把桶、污物袋、干净被褥。
消毒前准备	护理员撤去被服，打开各种柜门、抽屉，翻转床垫，关闭门窗。 选用消毒方法：照护人员选用不同的方法进行房间消毒。
室内人员准备	选用紫外线消毒： 对活动的老人，需在照护人员的陪伴下离开房间（搀扶或轮椅推出），待在一个安全、温暖的地方，并有人看护，防止走失或摔倒，以避开紫外线。 对活动不便的老人，用屏风挡护，并以大单或盖被保护身体及皮肤，嘱其佩戴眼罩、戴口罩，闭上眼睛；头部可用支架，支架外覆盖稍厚的棉布遮挡头面部。
沟通解释评估	了解死亡老人的基本病情（有无传染病）、死亡时间、居室内有无遗物、居室的面积、室内有无固定在墙上的紫外线灯、屏风或床帘。 如有死者家属在场，给予其理解、同情和帮助；给予同居室老人心理支持；向室内其他人员解释紫外线消毒的方法和注意事项，征得同意和配合。
关键操作技能	选用如熏蒸、紫外线照射等不同的方法首先对房间空气、物体表面消毒，然后用消毒液擦拭家具、床具、地面等。 选用紫外线车对空气、物体表面消毒： 1. 调节温湿度、关闭门窗、关闭日光灯。 2. 将紫外线车携至床旁，距床至少 2 米，远离老人头部。 3. 检查紫外线车，确保处于备用状态，连接电源，再次确认老人的保护情况。 4. 打开开关消毒。 5. 将紫外线车的开关打开，照射时间为 30～60 分钟。 6. 紫外线车打开的过程中，要定时巡视房间情况，确保老人的安全。 7. 照射时间完成后，关闭紫外线灯车的开关，断开电源。

(续表)

步骤	操作流程及图解
	选用0.05%的含氯消毒液进行家具、床具、地面擦拭消毒： 1. 用浸泡在已配置好的有效氯消毒液中的抹布擦拭病人用过的家具、床具，用浸泡在已配置好的有效氯消毒液中的拖把消毒地面。 2. 用清水再次擦拭家具、床具直至干净，用浸泡在清水中的拖把擦干净地面。
消毒后处理	消毒完成后： 1. 拉开窗帘，打开门窗通风。 2. 妥善安置居室的老人。 （1）卧床老人：拿去保护老人所用的大单、盖被以及其他保护用具。 （2）能活动的老人：查看老人情况，开窗通风30分钟后请室外老人回房间。 3. 整理用物：携用物离开房间放回原处，用清洁的棉布擦拭紫外线车。 4. 洗手。 5. 记录：在紫外线车登记本上登记使用时间及情况，签字。
健康教育	针对本次照护任务，在照护过程中进行注意事项的教育： 1. 操作过程中注意做好个人防护，穿好工作服，戴好口罩、手套，必要时穿隔离衣。 2. 根据消毒剂的说明按要求配比、使用消毒剂。 3. 房间内的所用物品须经过终末消毒后方可进行清洁、处理。 4. 传染病者，应严格按照相应传染病进行终末消毒。 5. 如居室内有遗物，应由2名工作人员进行核对、记录，同时及时联系家属。 6. 遇到躁动的老年人，可暂时不进行紫外线消毒；如果必须消毒，应注意安全，适当约束，专人看护。 7. 使用紫外线消毒设备前，要记录照射时间和累计照射时间，是否需要更换灯管，是否有人擦拭及每次都有操作人员签字。 8. 对卧床老年人进行皮肤防护时，应防止窒息，头部覆盖时一定注意口鼻处要留出空隙，利于呼吸。 9. 使用紫外线消毒过程中，因特殊原因终止消毒时，再次打开消毒需要重新计时。 10. 使用紫外线消毒过程中，如果老年人出现恶心、呕吐、胸闷、气促、面色苍白、抽搐等表现时，应及时停止消毒，并通知医护人员。
评价照护效果	询问同居室老年人有无不舒适及其他需求。 记录消毒时间、老年人反应。 遵守感染控制和管理要求，包括用物处理、个人防护及手卫生等。

工作任务评价

工作任务评价的考核表扫码可查看,或至"复旦社云平台"(www.fudanyun.cn)下载。

考核表 8.4.1

附录 1
防止老年人走失基本认知与安全管理制度

一、防止老年人走失基本认知

阿尔茨海默病（别名：老年痴呆症）是一种起病隐匿的进行性发展的神经系统退行性疾病。临床上以记忆障碍、失语、失用、失认、视空间技能损害、执行功能障碍以及人格和行为改变等全面性痴呆表现为特征，常因对时间、地点和人物出现定向力障碍而迷失方向，从而导致走失，是日常生活中老年人走失最常见的原因。除此而外，还有其他各种原因。

易发生走失的高危人群：

（1）头颅外伤、脑肿瘤、铝中毒、精神疾病患者。

（2）长期吸烟、酗酒者。

（3）脑血管病、糖尿病以及老年期首发的抑郁症。

（4）对老年期痴呆早期症状认识不足，特别是空巢家庭的老人。

（5）生活环境发生改变，对周围环境不熟悉，或外出时间较长，距离较远时。

二、养老机构防止老年人走失安全管理制度

针对阿尔茨海默病老年人容易发生走失事件，养老机构应制定相关管理制度，及时防范和应对老年人走失。

1. 防范老年人走失措施

（1）加强入住管理，具体如下：

① 了解老年人既往有无走失史，严格签订入住协议，明确双方责任和义务。

② 认真做好入院评估工作，准确、动态地评估老年人的认知能力，对老年人进行详细体检，做好记录。

③ 试住期间对老年人进行全面细致观察，发现异常情况及时通报院长，并与家属联系，必要时，签订补充协议。

④ 详细登记托送人姓名、住址和联系电话。

（2）做好日常安全管理，具体如下：

① 营造满足老年人需求，安全、舒适、温馨的居住环境，加强门禁出入管理，将楼层出入口进行隐蔽设计，减少老年人外出风险。

② 对有老年痴呆症和老年痴呆倾向的老年人要重点观察和接触，让爱游走的老年人总是在自己的工作视线范围内活动。

③ 在老年人房间门口做特殊、易于辨认和记忆的醒目标识，带着老年人反复熟悉周围的环境，不断强

化记忆。

④ 组织各种老年人感兴趣的文娱活动，满足其合理要求，使老年人在机构安心休养。

⑤ 鼓励老年人加强与家属和亲朋好友之间的沟通交流，及时通报老年人生活及精神状况。

⑥ 加强老年人心理护理，及时疏导其不良情绪。

⑦ 易走失老年人不能单独外出，必要时可佩带智能化定位装置如手环、钥匙扣等，或随身携带联系卡片，注明老年人姓名、居住地、联系方式等，便于走失时接受他人的救助，安全返回。

⑧ 发挥团队协作精神，提高员工安全和服务意识，加强交接班管理，及时发现异常。

2. 老年人走失应急处理流程

（1）当班照护人员发现老年人走失时，应立即通知医护小组，并向行政总值班汇报。

（2）管理人员调取监控录像，查看老年人外出记录，询问相关工作人员老年人外出原因及具体情况，分析老年人出走的可能去向，组织人员按线索分头寻找。

（3）联系老年人家属，通报情况，根据家属提供的信息，扩大寻找范围。

（4）必要时寻求小区、派出所或媒体的帮助。

（5）找回老年人后，立即安排专人守护，安抚紧张情绪，检查身体并实施对症处理，详细记录老年人外出原因、时间、经过、处理过程及老年人反应等。

（6）通知家属，并向家属通报老年人现状。

（7）召开全员大会，针对老年人走失事件进行分析讨论，进一步完善管理，杜绝再发生类似事件。

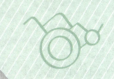

附录 2
照护记录书写规范

一、照护记录的基本认知

1. 照护文件的概念

照护文件是照护人员对老年人的健康状况、生活状态等的观察和实施照护措施的原始文字记载,是照护机构和受照护老年人的重要档案资料,也是照护管理、科研、教学以及法律上的重要参考资料,主要包括医疗康复记录、心理评估与干预记录、照护记录等。

2. 照护记录的种类

入住申请表、入住登记表、老人档案、日常出入登记表、外出就医登记表、外来人员探视登记表、入院记录、每日查房表、日常护理记录表、晨检记录表、疾病监测记录表、家属送药登记表、重症老人护理记录表等。

二、照护记录的具体书写方法

1. 照护交班记录的定义

照护交班记录是指护理员要将值班时间内、所照料区域内,老年人健康状况、异常变化的具体情况,病情危重老年人、重点照料老年人的病情动态变化及精神状态以书面文字形式进行交接班。

2. 各种交班记录的具体书写方法

- 老年人发生异常状况

书写模板:＿＿＿＿＿＿时,发现老人(因)出现＿＿＿＿＿＿,并伴有＿＿＿＿＿＿,马上通知医生;并采取了＿＿＿＿＿＿(措施),随后遵医嘱予以＿＿＿＿＿＿(措施),老人情况有所好转(或缓解);与老人的家属取得联系,告知相应的配合工作,取得家属理解;请各班加强对老人观察。

- 老人情绪变化的记录

书写模板:＿＿＿＿＿＿时,老人因出现情绪变化,＿＿＿＿＿＿(表现症状),予以＿＿＿＿＿＿(护理措施),并与老人的家属取得联系,请各班注意＿＿＿＿＿＿。

- 老人转入(内部)

书写模板:＿＿＿＿＿＿时,因＿＿＿＿＿＿(医院诊断、院内医生诊断、老人或其家属要求、老人主诉或出现异常情况等),＿＿＿＿＿＿(步行、轮椅、平车等)转入＿＿＿＿＿＿(新房间号及床位号)。经医生检查,＿＿＿＿＿＿(身体、皮肤状况等),入院时老人主诉或向家属询问与护理相关的情况(如老人的自理能力、进食、睡眠、排泄及性格等),老人情绪平稳或异常,＿＿＿＿＿＿(护理等级评估结论)。根据老人的状况,主要采取＿＿＿＿＿＿＿(护理措施);在＿＿＿＿＿＿＿方面需要特别留意;其他注意事项:＿＿＿＿＿＿＿。

- 老人转出(内部)

书写模板:因＿＿＿＿＿＿＿(医院诊断、院内医生诊断、老人或其家属要求、老人主诉或出现异常情况等),需＿＿＿＿＿＿＿(护理评估等),＿＿＿＿＿＿＿时＿＿＿＿＿＿＿转至＿＿＿＿＿＿＿(新房间号及床位号)。出院时老人一般情况可(如有异常如实填写),情绪平稳(如有异常如实填写)。

- 老人出院时

书写模板:＿＿＿＿＿＿＿时,因＿＿＿＿＿＿＿(医院诊断、院内医生诊断、老人或其家属要求、老人主诉或出现异常情况等),由＿＿＿＿＿＿＿办理出院手续后＿＿＿＿＿＿＿带老人离开本院,出院时老人一般情况可(如有异常如实填写),情绪平稳(如有异常如实填写)。

- 家属探望时告知的涉及的老人相关信息

书写模板:＿＿＿＿＿＿＿时,＿＿＿＿＿＿＿前来探望老人,老人＿＿＿＿＿＿＿(态度、情绪变化等);家属告知院方＿＿＿＿＿＿＿(内容)。

- 老人死亡时

书写模板:＿＿＿＿＿＿＿时发现老人出现＿＿＿＿＿＿＿,并伴有＿＿＿＿＿＿＿,老人主诉＿＿＿＿＿＿＿(含:躯体症状具体表现、生命体征改变描述、老人主诉描述、伴随症状描述等)。立即通知医生与拨打"120";采取＿＿＿＿＿＿＿(护理措施);与老人家属联系,告知老人目前情况;＿＿＿＿＿＿＿时老人经医生抢救无效而死亡。

3. 重症老人的照护记录

对于病情危重的老年人,应有重病老年人的照护记录,重病老年人的照护记录要求及主要内容如下:

(1) 在密切观察病情的基础上,真实记录。

(2) 病情危重的老人1~2小时记录一次,以便及时发现病情变化,及时处理。

(3) 记录的主要内容有:时间、入量、出量、生命体征、老人主诉、主要病情变化、实施的治疗、护理的措施及效果、老人神志、精神、心理状态等。

三、照护记录书写顺序及要求

(1) 护理员要填写日期及楣栏各项内容。

(2) 护理员在按照老人出院、转出、死亡、新入、转入、危重、有特殊病情变化及治疗的交班顺序,书写护理交班记录等。

(3) 记录按照日期、时间顺序书写,记录者签全名。

(4) 个案应是连续不断的记录,以便整体掌握老人的情况,达到对老人整体化护理的效果。

四、照护记录管理的注意事项

(1) 表格管理重在坚持,建立标准,养成习惯。

(2) 善于利用记录中的信息资源进行管理。

(3) 加强监督检查,避免凭经验、不真实的记录。

(4) 对员工进行培训,要求员工对照护记录书写能理解及掌握,并熟练应用各种记录单。

主要参考文献

References

图书

1. 单伟颖,郭飔. 老年人常用照护技术[M]. 北京:人民卫生出版社,2021.
2. 郭茂华,王辉. 急救护理学[M]. 北京:人民卫生出版社,2019.
3. 化前珍,胡秀英. 老年护理学[M]. 4版. 北京:人民卫生出版社,2017.
4. 黄岩松,李敏. 老年健康照护(临床案例版)[M]. 武汉:华中科技大学出版社,2017.
5. 李小寒,尚少梅. 基础护理学[M]. 7版. 北京:人民卫生出版社,2022.
6. 人力资源社会保障部教材办公室. 养老护理员(中级)[M]. 北京:中国劳动社会保障出版社,中国人事出版社,2020.
7. 孙建萍,张先庚. 老年护理学[M]. 4版. 北京:人民卫生出版社,2018.
8. 田兰宁. 走进变老的世界:老年人能力评估基础操作指南[M]. 北京:中国社会出版社,2016.
9. 许虹,李冬梅. 养老护理师资培训教程[M]. 北京:人民卫生出版社,2018.
10. 尤黎明,吴瑛. 内科护理学[M]. 6版. 北京:人民卫生出版社,2017.
11. 张连辉,邓翠珍. 基础护理学[M]. 北京:人民卫生出版社,2019.

期刊

1. Burns E R, Lee R, Hodge S E, et al. Validation and comparison of fall screening tools for predicting future falls among older adults[J]. Archives of Gerontology and Geriatrics, 2022, 101:104713.
2. Montero-Odasso M, Van Der Velde N, Martin F C, et al. World guidelines for falls prevention and management for older adults: a global initiative[J]. Age Ageing, 2022, 51(9): 1-36.
3. 胡百辛,王凌珊,魏海峰,等. 养老机构老年人睡眠与认知障碍的研究进展[J]. 现代养生,2023,23(18):1361-1365.
4. 刘玉玉,林金蕾,张倩,等. 养老机构老年人能力评估与分级服务需求探究[J]. 护理研究,2018,32(07):1150-1153.
5. 吕婷,王宏伟. 老年皮肤病概述[J]. 皮肤科学通报,2019,36(04):407-414+1.
6. 潘一鸣,李耘,马丽娜.《世界老年人跌倒预防和管理指南:一项全球倡议》解读[J]. 实用老年医学,2023,37(10):1076-1080.
7. 孙丽燕,李云连,梁小英,等. 水胶体敷料预防压疮致皮肤损伤的原因分析及护理[J]. 护理研究,2021,35(23):4323-4324.

8. 屠其雷,冯辉,胡恒瑜.国际老年人能力评估方式的比较研究[J].中华保健医学杂志,2022,24(05):363-365.
9. 屠其雷,李晶,赵红岗.养老服务与管理行业人才需求与职业院校专业设置匹配分析研究[J].中国职业技术教育,2022(19):46-54.
10. 王之浩,庄曼婷,陈青松,等.老年人群睡眠状况及其影响因素的研究[J].现代预防医学,2023,50(19):3594-3600.
11. 魏巍,蒋琪霞.老年人皮肤损伤流行特征及评估工具的研究进展[J].护理研究,2021,35(21):3850-3855.
12. 吴美倩,肖进,李斐斐,等.24小时活动行为:老年人健康影响因素研究的新方向[J].中国全科医学,2024,27(15):1911-1916.
13. 吴延,王广玲,聂作婷,等.2022年版《世界指南:老年人跌倒的预防与管理》解读.中国全科医学,2023,26(10):1159-1163+1171.
14. 夏梦涵,虞仁和,张孟喜,等.老年人能力筛查评估指标体系构建研究[J].中国全科医学,2018,21(5):580-584.
15. 先德强,倪志松,赖晋锋,等.老年人睡眠时长与抑郁症状的关系[J].四川精神卫生,2023,36(05):453-459.
16. 谢婵,陈希瑶.压疮感染的预防、诊断与治疗要点[J].中国感染控制杂志,2023,22(11):1279-1281.
17. 杨龙飞,宋冰,倪翠萍,等.2019版《压力性损伤的预防和治疗:临床实践指南》更新解读[J].中国护理管理,2020,20(12):1849-1854.
18. 甄炳亮,陈曦.我国老年人能力评估标准应用现状调查[J].中国社会保障.2023,(12):87.
19. 陆静珏,许文杰.老年慢性失眠慢病管理指南[J].中西医结合研究,2023,15(05):311-324.

标准或文件

1. 中华人民共和国国家卫生和计划生育委员会.中华人民共和国卫生行业标准 老年人营养不良风险评估:WS/T 552-2017,2017.
2. 中华人民共和国卫生部.老年人跌倒干预技术指南[EB/OL].http://www.moh.gov.cn/publicfiles/business/htmlfiles/mohjbyfkzj/s5888/201109/52857.htm.[2012-07-08]

图书在版编目(CIP)数据

老年人生活与基础照护实务/贺丽春,李敏,范丽红主编. —上海：复旦大学出版社,2024.6
（2025.1重印）
ISBN 978-7-309-17230-0

Ⅰ.①老… Ⅱ.①贺… ②李… ③范… Ⅲ.①老年人-护理学-职业教育-教材 Ⅳ.①R473.59

中国国家版本馆CIP数据核字(2024)第023456号

老年人生活与基础照护实务
贺丽春 李 敏 范丽红 主编
责任编辑/朱建宝

复旦大学出版社有限公司出版发行
上海市国权路579号 邮编：200433
网址：fupnet@fudanpress.com　http://www.fudanpress.com
门市零售：86-21-65102580　　团体订购：86-21-65104505
出版部电话：86-21-65642845
上海丽佳制版印刷有限公司

开本890毫米×1240毫米　1/16　印张12　字数338千字
2025年1月第1版第2次印刷

ISBN 978-7-309-17230-0/R·2081
定价：59.98元

如有印装质量问题,请向复旦大学出版社有限公司出版部调换。
版权所有　　侵权必究